U0351244

21 天创造生命的奇迹

21 days to create a miracle of life

镜子练习

21 天创造生命的奇迹

21 days to create a miracle of life

［美］露易丝·海　著

张国仪　译

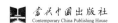

当代中国出版社

Contemporary China Publishing House

版权合同登记号　　图字：01-2024-5633

图书在版编目 (CIP) 数据

镜子练习 / (美)露易丝·海 (Louise Hay) 著；
张国仪译 .-- 北京：当代中国出版社，2018.9(2024.11 重印)

书名原文：Mirror Work

ISBN 978-7-5154-0869-9

Ⅰ.①镜… Ⅱ.①露… ②张… Ⅲ.①心理健康—通俗
读物 Ⅳ.① R395.6-49

中国版本图书馆 CIP 数据核字（2018）第 211408 号

出 版 人　蔡继辉
选题策划　卢熠翎
责任编辑　姜楷杰
特约编辑　张 专
封面设计　李柯谕
出版发行　当代中国出版社
地　　址　北京市地安门西大街旌勇里 8 号
网　　址　http://www.ddzg.net
邮政编码　100009
编 辑 部　（010）66572264
市 场 部　（010）66572281 66572157
印　　刷　北京富泰印刷有限责任公司
开　　本　787 毫米 ×1092 毫米　　1/32
印　　张　6.5 印张　103 千字
版　　次　2018 年 9 月第 1 版
印　　次　2024 年 11 月第 2 次印刷.
定　　价　46.80 元

目录 21 Days

镜子练习

是你可以给自己的一份最有爱的礼物

镜子练习可以让你学会爱自己，并将这个世界视为安全又充满爱的地方。

从教导肯定句开始，我就一直在教大家做镜子练习。简单来说，无论我们说了什么或想些什么，都是一种肯定句。你所有的自言自语、出现在你脑袋里的对话，都是一连串的肯定句。这些肯定句是给你潜意识的信息，并由此建立一套思考与行为的习惯模式。正面的肯定句会植入疗愈性的想法与概念，支持你发展出自信和自尊，并创造平静的心智与内在喜悦。

而最强大的肯定句，正是那些你站在镜子前面大声说出来的话。镜子能反映出你对自己的感觉，会让你立刻察觉你在抗拒什么，以及你对哪些事物抱持开放且随兴的态度。若想拥有快乐而充实的人生，镜子可以清楚呈现哪些是你需要改变的想法。

镜子练习——也就是深深凝视自己的双眼，然后不断对自己重复肯定的话语——是我觉得最有效的方法，一旦学会镜子练习，你会更容易察觉到自己所说的话、所做的事。你将学会在比过去更深的层次照顾自己。生活中有好事发生时，你可以走到镜子前面说："谢谢你，谢谢你。这实在太棒了！谢谢你做了这件事。"若发生了坏事，你也可以走到镜子前面说："没事的，我爱你。刚刚发生的这件事会过去的，但我爱你，永远爱你。"

对大部分人来说，一开始要坐在镜子前，然后面对自己，是很困难的事。然而，只要持续不懈，你会变得越来越少自我批判，而这样的练习就会变成是种"玩乐"。很快地，镜子会成为你的伙伴，是亲密的友人，而非敌人。

镜子练习是你可以给自己的一份最有爱的礼物，而且只要花一秒钟说"嗨，小朋友"或"看起来不赖喔"或"这不是很好玩吗？"就可以了。一整天都要给自己一些小小的正面信息，这非常重要。越是利用镜子在困难的时刻赞美自己、认可自己、支持自己，你和自己的关系就会变得越深刻、越愉快。

欢迎加入本书 21 天镜子练习课程。在接下来的三周里，你会学到如何单凭看着镜中的自己，就改变人生。

你可能会怀疑，为什么这门课只需要 21 天？你真的可以在三周内完全改变自己的人生吗？也许无法很彻底，但你可以播下种子。当你持续进行镜子练习，这些种子就会慢慢发芽，变成崭新、健康的心智习惯，为你打开通往快乐而充实人生的那道门。

那么，我们开始吧！

第 1 天
爱自己

Loving Yourself

爱自己无比重要。

镜子练习可以帮助你建立生命中最重要的一段关系：你与自己的关系。

开始进行镜子练习时，你可能会觉得这实在太简单，甚至太蠢了。接下来的 21 天里我建议你做的许多事，一开始看起来都简单到不可能造成任何变化，但从我的经验来看，最简单的行动往往最重要。想法上的一个小改变，可以为人生带来巨大的变化。

每一天，我们会处理一个不同的主题。我会先说说自己对这个主题的一些想法，然后给你一项我希望你在这一天进行的镜子练习。你可以一大早起床后就在浴室的镜子前面做这项练习，然后一整天只要经过任何一面镜子，或是在玻璃窗看见自己的映像，都可以再做一次。你也可以随身携带小镜子，只要有短短几分钟的空闲时间，就可以做镜子练习。

我强烈建议你把你的镜子练习记录下来，写下想法与感觉，好看见自己的进展。我每天都会让你练习记录，并建议你可以提出哪些问题，帮助你开始踏出这一步。我相信每个人内在都有一股力量，一个与宇宙力量连结、爱我们、支持我们、为我们带来各种丰盛美好的"高我"。做记录帮助你链接这股力量，你会看见成长与改变所需的一切，都在你之内。

此外，我也会每天提供给你一则心灵信息来支持你做镜子练习，以及用一个肯定句来帮助你将当天的主题付诸行动。最后，我会提供一个引导式静心。建议你睡前安静地坐着，好好思考这些概念会如何让你的人生变得轻松一点，同时美好许多。

第 1 天的镜子练习

1. 站或坐在浴室的镜子前。

2. 凝视你的双眼。

3. 深呼吸,然后说出下面这个肯定句:"我想要喜欢你。我想要真正学会爱你。我们来试试看,并且一起发掘其中的乐趣吧。"

4. 再做一次深呼吸,然后说:"我正在学习真正喜欢你,我正在学习真正爱你。"

5. 这是第一个练习,我知道做起来会有点挑战性,但请不要放弃。持续深呼吸,看进自己的双眼,并在话里加入你的名字:"我愿意学习爱你,〔名字〕。我愿意学习爱你。"

6. 在这一整天里,每次经过镜子或看见自己的映像,请重复这些肯定句,就算必须无声地说也没关系。

刚开始做镜子练习时,你可能会觉得重复念诵肯定句很蠢,甚至生气或想哭。这都没有关系——事实上,这很正常,而且不是只有你才有这种感觉。记住,我在这里陪你。我也经历过这些,而明天,又是新的一天。

第 1 天的记录练习

1. 做完早晨的镜子练习后，写下你的感觉和观察到的事。你是否觉得愤怒、心烦意乱，或是这样做很蠢？

2. 做完早晨的镜子练习 6 小时后，再次写下你的感觉和观察到的事。随着你持续或正式或非正式地进行镜子练习，你是不是开始相信你对自己说的那些话了？

3. 记录这一天里你在行为或看法上的任何变化。镜子练习有没有变得容易一些了？或者，重复做了几次之后，你依然觉得很困难？

4. 这一天即将结束上床睡觉前，写下你从镜子练习学到什么。

第 1 天的心灵信息：

"我敞开来，乐于接受。"

做镜子练习是为了在生命中创造美好的事物，但如果有人并不认为自己值得，那就不会相信自己对着镜子说的那些话。这么一来，他就会开始想，镜子练习根本没用。

实际上，"镜子练习没用"这个看法，与镜子练习本身或我们说的那些肯定句没有任何关系。问题在于我们不相信自己值得拥有生命提供的种种美好事物。

如果这是你的信念，请说这个肯定句："我敞开来，乐于接受。"

第1天静心：爱自己

每个人都有能力更爱自己。每个人都值得被爱。我们值得活得好、活得健康，值得被爱并且去爱人，也值得成功。而每个人内在那个小孩，值得长大成为一个很棒的大人。

所以，请想象自己被爱包围。想象自己很快乐、很健康、完整无缺。想象你的人生是你想要的模样，填满所有细节，并且知道你值得拥有这一切。

然后，从你的心拿出爱，让它开始流动，填满你的身体，接着开始向外溢流。设想你爱的人坐在你的两侧。让爱流向坐在你左边的那些人，并向他们传送抚慰的念头，用爱和支持环绕他们，愿他们一切安好。然后，让发自你内心的爱流向坐在你右边的那些人，以疗愈的能量、爱、平静和光环绕他们。让你的爱在整个房间流动，直到你坐在一个用爱围成的巨大圆圈里。当爱从你心里发出去，然后加倍回到你身上时，感受爱的循环。

爱是最强大的疗愈力量。你可以把这份爱散发到全世界，并静静地与你遇见的每个人分享。爱自己，爱彼此，爱这个地球，明白我们是一体的。事实就是如此。

第 2 天

让镜子成为你的朋友

Making Your Mirror Your Friend

今天开始进行基本的镜子练习，

学着更仔细地看自己，并超越旧信念。

今天不过是镜子练习的第二天，你刚开始学习喜欢自己、爱自己。撑下去。你练习这个看待自己与生命的新方法的每一天，都有助于消除你长久以来带着的那些旧有的负面信息。很快地，你会更常微笑，并发现看着镜子这件事变得越来越容易。没多久，你就会开始感觉那些肯定句是真的。

现在，拿出随身携带的小镜子，或是走到浴室的镜子前。放轻松地呼吸就好。看着镜中的自己，然后，把你的名字放进这句话里："〔名字〕，我爱你，我真的、真的爱你。"

多说两次："我爱你，我真的、真的爱你。我爱你，我真的、真的爱你。"

感觉如何？你可以诚实地说你觉得这样做很奇怪或很傻，因为刚开始的确给人这种感觉。或者，你也许觉得很难这样做。有这种感觉没关系，因为无条件地爱自己是你之前从没做过的事。让自己去感受这些感觉，无论你的感觉是什么，都是个开始，一个非常好的开始。

我知道告诉自己"我爱你"，对许多人来说很难，但我也知道你一定可以做到，且为你的坚持不懈感到骄傲。我保证，镜子练习会越来越容易。

不过，如果你发现说"我爱你"还是太难，可以从简单一点的开始。也许你可以试着说："我愿意学着喜欢你。我正在学习爱你。"

看着镜中的自己时，我希望你想象自己正在和一个幼儿园小孩说话。把自己想象成那个幼儿园小孩。现在，把你的名字放进下面这句话里，告诉这个内在小孩："〔名字〕，我爱你，我真的、真的爱你。"

镜子练习做得越多，就会变得越简单。但请记住，这会花点时间。这就是为什么我希望你养成时时做镜子练习的习惯。一早起床就先做，然后随身携带一面小镜子，这样你就可以经常把它拿出来，对着镜中的自己说一句充满爱的肯定话语。

请说这个肯定句："我很美，我很棒，我很容易让人爱上我。"

第 2 天的镜子练习

1. 站在浴室的镜子前。

2. 凝视你的双眼。

3. 将你的名字放进这个肯定句里："〔名字〕,我爱你,我真的、真的爱你。"

4. 花几分钟再说个两三次:"我真的、真的爱你,〔名字〕。"

5. 持续重复这个肯定句。我希望你可以每天至少说一百次。是的,你没看错,一天一百次。我知道这看起来很多,但老实说,一旦进入状态,一天说一百次很容易。

6. 所以,每次经过镜子或看见自己的映像,重复这个肯定句就对了:"〔名字〕,我爱你,我真的、真的爱你。"

当你发现很难对自己说"我爱你",很有可能是因为你正在评断自己、正在重复那些旧有的负面信息。但是,不要因为你正在评断自己这件事而评断自己,这么做只会让自己更不开心。放轻松,再努力多跟自己说肯定句就好了。记住:你努力说的肯定句是真实的。事实上,当我们不评断自己时,我们是真的爱自己。

做镜子练习时,最好准备一些面纸,因为这项练习可能会触动记忆，而且往往会唤起某些深层的情绪。事实上，我们可能一直都没有善待自己，所以再次开始爱自己时，会察觉长久以来抱持的那种刻薄的态度，而这会引发某种程度的悲伤。不过，那股悲伤正在被释放。所以，让自己去体验感受到的一切，并接受那些感觉，不要评断它们。镜子练习要做的就是爱自己、接纳自己。

我一直鼓励你每天早上起床后就先做镜子练习。有时，这会是一天之中做镜子练习最难的时刻，因为我们觉得自己在早上的模样不太好看。然而，这也是种评断，而我们在镜子练习里要做的就是不带任何评断地看着镜子，如此才能看见真正的自己。

第 2 天的记录练习

人生很简单，付出什么，就得到什么。在日志里写下你对以下这些问题的答案：

1. 有什么是你想要却没得到的？
2. 在成长过程中，你要遵循什么规则才"有资格获得"？你是否一直都得努力赢取"获得的资格"？你是否曾经因为做错什么而失去某样事物？
3. 你觉得自己值得活着吗？你觉得自己值得拥有喜悦吗？如果不，为什么？

回答这些问题时，请注意你感受到的情绪，并把它们写在日志里。

第 2 天的心灵信息：

"我值得。"

有时，我们根本不想努力为自己创造美好人生，因为我们相信自己不值得。这种"我不值得"的信念可能来自幼儿时期的经验。我们也许会相信别人那些与我们自身实相完全无关的观念或意见。

值不值得和好不好一点关系也没有，造成阻碍的是我们不愿意接受生命中的美好。允许自己接受一切美好的事物，无论你认为自己值不值得。

第 2 天的静心：爱的圆圈

想象自己站在一个非常安全的地方，释放负担、痛苦与恐惧，释放那些旧有的负面模式与沉溺，想象它们从你身上掉落。接着，想象自己站在那个安全的地方，张开双臂说："我敞开来，乐于接受。"愿意宣告你想要什么，而非你不要什么。想象自己完整无缺、健康、平静，想象自己充满了爱。

在这个地方感受你与世上其他人之间的连结，让内在的爱从你的心流向其他人的心。当你的爱向外传送时，要知道，它会加倍回到你身上。传送抚慰的念头给每一个人，并了解到，这些抚慰的念头最终会回到你身上。

在这个星球上，我们可以身处仇恨的圆圈中，也可以置身爱与疗愈的圆圈里。我选择爱的圆圈。我知道我们想要的东西是一样的：平静与安全，以及用让人充分发挥才能的方式有创意地表达自己。

想象这个世界变成一个不可思议的爱的圆圈。事实就是如此。

第 3 天
监控自我对话
Monitoring Your Self - Talk

今天你会进一步学到如何改变你给自己的信息、清除过去的负面想

法，好让自己可以活在当下。

现在来到镜子练习的第三天，你有没有觉得和你的镜子朋友更亲近一些了？做镜子练习的每一天，你可能都会多爱自己一点点；你会一天比一天更容易说出正面肯定句，并真正相信它们。

爱自己最好的方法，就是释放来自过去的所有负面信息，并活在当下。所以，今天我希望和你一起努力改变你的"自我对话"——你在脑袋里对自己说的话。

我们小时候太常接受父母、老师或其他权威人士传递的信息。你可能被告诫过："不要像个小婴儿一样哭个不停。""你从来不打扫自己的房间。""你为什么不折被子？"然后，你就去做别人要你做的事，因为你想要被爱。你小时候也许认为，只有去做某些事，大家才会接纳你。然而，请记住：他人的认可完全基于他们认为什么事情有价值，跟你的自我价值一点关系也没有。

这些早期接收的信息影响了我们的自我对话。我们在心里对自己说话的方式真的非常重要，因为它会成为实际说出口的话的基础。它建立了我们的心理氛围，而这个氛围会将发生在我们身上的经历吸引过来。若看轻自己，生命对我们来说就没有太多意义；然而，如果爱自己、欣赏自己，生命就会是一份美好且令人喜悦的礼物。

如果你的人生很不快乐，或者你觉得不满足，你很容易就会怪罪父母——或是那些无所不在的其他人——你会说，一切都是他们的错。但是，如果这么做，你就会困在你的状况、问题和挫折之中，动弹不得。责怪的话语不会让你自由。

你说的话有极大的力量，所以，请开始仔细聆听自己说了些什么。假如听到自己用了负面或限制性的字眼，可以改变它们。我如果听到一件负面的事，不会再去到处说给其他人听。我认为它传得够远了，所以不想推波助澜。但是，如果听到的是正面的事，我会去跟每个人说！

和其他人在一起时，认真倾听他们说了些什么、怎么说的，看看你能否从他们说的话联想到他们在生活中经历的事。有太多太多人过着一种"应该如此"的生活。我的耳朵对"应该"这个词非常敏感，每次听到，仿佛就有个警铃骤然响起。我听过人在短短一段话里就说了这个词十多次，就是这些人会怀疑自己的人生为何如此多舛，或者他们为什么总是泥淖深陷。他们想要控制许多自己无法掌控的事，不是忙着批评别人，就是忙着怪罪自己。

你可以对着镜子练习正面的自我对话，只对自己做正面评价，只重复正面的肯定句。如果童年时期的负面自我对话冒了出来，你可以把它转为正面说法。例如，"你什么事都做不好"可以变成"我是个有能力的人，我可以处理发生在我身上的任何事"。倾听自己与他人说的话，你会越来越能意识到自己说了什么，以及自己是如何、为何说这些话。这样的觉察会帮助你将自我对话转变成可以滋养并疗愈你身心的肯定句。这真是爱自己很棒的方法啊！

请说这个肯定句："我释放了来自过去的所有负面信息，我活在当下。"

第 3 天的镜子练习

1. 站或坐在浴室的镜子前。

2. 凝视你的双眼。

3. 说出这个肯定句："无论我要对自己说什么，话里一定充满了爱。"

4. 持续重复这句话："无论我要对镜子里的自己说什么，话里一定充满了爱。"

5. 有没有哪句话是你小时候听到，但现在还会出现在你脑海中的？也许是"你很笨"或"你不够好"，或是其他任何浮现在你脑中的话。花点时间处理这些负面陈述，转换成正面的肯定句："我很聪明。我比自己以为的更有才智。我是个拥有丰富创意的天才。我是个优秀的人。我很讨人喜欢。我值得被爱。"

6. 从这些新的正面肯定句中挑选一两句，不断地说，直到你可以自在地说出口为止。

7. 在这一整天里，每次经过镜子或看见自己的映像，都请停下来重复这些充满爱的肯定句。

第 3 天的记录练习

① 你今天有没有重复诉说某件负面的事？写下你一共说了多少次，以及跟多少人说过。现在，写下一件你明天可以告诉这些人，帮助他们对自己和身边的人有更好感觉的正面的事。

② 写下"我应该"这三个字，然后在旁边列出可以取代它的词。也许就从"我可以"开始。

③ 把你今天学到的几个新的正面肯定句贴在镜子上，这样你每次看到这些话就可以随时练习。

第 3 天的心灵信息：

"我永远都有选择。"

大部分人对自己都有些很傻气的想法，对生活应该怎么过也有许多死板的规则。将"应该"这个词从我们的词汇中永远剔除吧。"应该"这个词让我们成为自己的囚徒，每次使用"应该"，我们都在批评自己或他人；我们其实是在说："你不够好。"

现在你可以从"应该"清单中剔除哪些事物？将"应该"替换成"可以"。"可以"这个词让你知道自己有选择，而选择就是种自由。我们必须意识到，我们在人生中做的每一件事，都是自己的选择。其实没有什么事情是必须去做的，我们永远都有选择。

第 3 天的静心：你值得爱

想象自己被爱包围。想象自己很快乐、很健康、完整无缺。想象你的人生是你想要的模样，填满所有细节，并且知道你值得拥有这一切。接着，从你的心拿出爱，让它开始流动，使身体充满疗愈能量。让你的爱绕着整个房间，然后绕着你的家流动，直到你身处一个用爱围成的巨大圆圈里。感受爱的循环，感受它从你身上发出去，然后又回到你身上。

爱是世间最强大的疗愈力量，让它彻底清洗你的身体。你就是爱，事实便是如此。

第 4 天
放下过去

Letting Go of Your Past

今天，你开始放下，

释放所有责怪，然后原谅，继续向前走。

你昨天过得好吗？你是否觉得你正学着放下某些过去的伤痛，将自我对话调到比较正面的频道？我为你的表现感到骄傲，因为你够爱自己，才能每天做这些功课，并利用镜子练习重新调整你一直在脑海中播放的旧声音。

从小时候开始，我们接收的每个信息、说的每句话、做的每件事、拥有的每个经历，都被记录下来并储存在我们的核心、我们的本质、我们太阳神经丛的档案柜中。我喜欢想象那里有一些小小的信差，我们所有的想法和经历都被记录在磁带里，然后小信差会把它们收进适当的档案夹中。

许多人一直在累积贴上"我不够好""我永远做不到""我什么事都做不好"之类标签的档案夹，我们被盘盘老旧的负面磁带活埋了。

今天，我们要让那些小信差吓一跳。我们要做镜子练习，并传送新的信息到自己的核心："我愿意放下。我释放所有责怪。我已经准备好要原谅了。"信差会拿起这些新信息说："这是什么？这要怎么归档？我们之前从来没见过这个。"

如果你每天都学会一个新方法来放下过去，并在生活中创造和谐，你能想象会有多棒吗？亲爱的，每天做镜子练习时，你就已经开始这么做了。每一天，你都在清理过去堆积的一层层障碍。

每次在镜子前面说一个肯定句，你就多移除了一层。在你那一层层的过去之中，究竟是什么让你无法拥有快乐而充实的人生？是哪些障碍让你无法原谅自己、无法原谅你的过去？

我想，我们很难找出这些障碍，因为我们真的不知道自己想要放下什么。我们知道自己的人生有哪些地方不对劲，也明白自己想要拥有什么，却不知道是什么在阻碍我们。

你生命中的每一件事都是一面照出你是谁的镜子。就像镜子反映出你的模样，你的经历也反映出你的内在信念。你真的可以从自身经历中看出你相信些什么。如果去观察那些出现在你生命中的人，你会发现他们都反映出你对自己的某种信念。假如你在工作上总是遭人批评，很可能是因为你就是个爱挑剔的人，而且也变成了小时候经常批评你的那种父母。

请记住，生活中发生了某件让你觉得不舒服的事情时，你就有机会往内看，询问："我是如何造成这件事发生的？我内在的什么相信我应该拥有这样的经历？我要怎么改变这个信念？我要如何原谅自己、原谅过去，学会放下，然后继续前行？"

请说这个肯定句："我放下旧有的限制和信念。我放下，而且很平静。"

第 4 天的镜子练习

① 站在浴室的镜子前。

② 深呼吸，然后在吐气时让所有紧绷离开你的身体。

③ 看着前额，想象你按下一个按钮后弹出一张 CD，那张 CD
里装满一直在你脑海中播放的所有旧信念和负面想法。把
手往上伸，想象你将那张圆盘从头部拔出来，然后把它给
丢了。

④ 现在，深深凝视你的双眼，告诉自己，我们来制作一张装
满正面信念和肯定句的新 CD。

⑤ 大声说出这些肯定句："我愿意放下。我释放。我放下。
我释放所有紧绷。我释放所有恐惧。我释放所有愤怒。我
释放所有罪恶感。我释放所有悲伤。我放下旧有的限制和
信念。我放下，而且很平静。我与自己和睦共处。我与生
命的过程和睦共处。我很安全。"

⑥ 复述这些肯定句两三次。

⑦ 在这一整天里，每当有刻薄的想法浮现时，就拿出随身镜子，
对着它复述这些肯定句。尽量熟悉这些话，让它们成为你
每天的例行公事。

第4天的记录练习

1. 我发现生活中大部分的问题都来自四大源头：批评、恐惧、罪恶感和怨恨。在日志中画出四个字段，然后分别以四大源头为每一栏的标题。想想它们在你的人生中扮演了什么角色，在对应的字段写下你对每个源头的想法和感觉。

2. 完成步骤一之后，挑出两个你写得最多的字段，然后在这两栏中分别写下十个正面肯定句。举例来说，如果其中一个是"怨恨"，你也许可以写下这样的肯定句："我现在选择释放所有伤痛和怨恨。我释放的怨恨越多，我就有越多爱可以付出。"

3. 生命中的每一件事都是一面照出我们是谁的镜子。想想那些在生活中最考验你的人，他们最让你讨厌的特征是什么？把那些特征写下来。

4. 看看你在步骤三列出的特征，写下每个特征反映出你对自己的哪个信念。你可能也想要把你在今天的练习中学到的关于自己的事写下来。

第 4 天的心灵信息：

"我可以放下。"

我们创造出习惯和模式，因为它们在某方面对我们有用。令人惊讶的是，我们也创造出许多病痛，只为了惩罚父母。我们也许不是有意识地这样做——事实上，绝大部分这类情况都是无意识的。然而，开始往内看时，我们发现了模式。我们经常因为不知道如何处理生命中的某个领域而创造出负面事物。如果是这样，你要自问："让我觉得难过的是什么？我在对谁生气？我试图逃避什么？我怎么会认为这样做可以拯救我？"

如果你还没准备好放下某件事——你真的想要牢牢抓住它，因为它对你有用——那么不管你做什么都无法将它放下。然而，当你准备好放下某件事情时，将它释放会出乎意料的简单。

第 4 天的静心：崭新的年代

想象一道新的门开启了，通往一个美好的疗愈年代——那是我们过去不了解的疗愈。我们正在学习的过程中，学习自己内在拥有的那些了不起的能力。我们也在学习联结自己那些拥有答案的部分，那些部分准备好要以对我们最有益的方式带领我们、引导我们。

想象这道新的门敞开来，想象自己踏入门内，发现许许多多不同形式的疗愈，因为疗愈对不同的人来说是不同的事。有些人需要的是身体上的疗愈，有些人要疗愈自己的心，还有些人需要的则是心智方面的疗愈。所以，我们敞开来接受每个人需要的疗愈。我们为个人的成长敞开这道门，而在通过这道门时，我们很清楚自己是安全的，事实就是如此。

第 5 天
建立自尊
Building Your Self -Esteem

今天你要进一步学习带着尊重与感谢来爱自己，

并了解你的身体、心智与灵魂，都是值得感恩的奇迹。

今天早上起床时你感觉如何？看着镜子说"我爱你，亲爱的，我真的爱你"时，是否带着微笑？你是不是开始相信这句话了？才做了几天的镜子练习，你也许发现它已经开始让你的人生有所不同。你今天可能笑得多一些，望向镜子看着自己美丽的脸庞时，你的感觉可能好多了。你可能更喜欢自己了。你是不是开始爱上并认可你在镜中见到的那个人了？

爱是伟大的奇迹药方，爱自己会让生命出现奇迹。我发现，无论遭遇什么问题，最好的解决方法就是开始爱自己。

爱自己意味着极为尊重自己内在与外在的一切，那是对你身体、心智与灵魂的奇迹非常深挚的感谢之意。爱自己就是感恩，那种感恩之情多到充满你的心，直到满出来，带着感谢你是你的喜悦往外溢流。

除非自我认可、自我接纳，否则你不可能真正爱自己。你是不是没完没了地责骂和批评自己？你是不是认为自己不讨人喜欢？你是不是活在混乱与失序之中？你是不是会吸引那些轻视你的情人和伴侣？你是不是没有好好照顾自己的身体，总是吃些不健康的食物、想些让自己压力沉重的事？

如果你否认自己任何一方面的好，那就是一种不爱自己的行为。我记得我教过一位戴隐形眼镜的女士，做镜子练习时，她开始释放一份童年时期的恐惧。几天后，她抱怨隐形眼镜让她很不舒服，已经到了她根本戴不住的程度。取下隐形眼镜后，她向四周张望，发现自己的视力几乎完全清晰。尽管如此，那一整天她还是不停地说："我不敢相信，我真不敢相信。"这就是她的肯定句。隔天，她又戴回隐形眼镜了。她不允许自己相信她创造出完美的视力，而她的不相信被确认、被"批准"了。宇宙给她的，正是她要求的东西。我们的思想就是如此强大。

想想看，当你还是个小婴儿时有多完美呀！婴儿什么都不用做就很完美；他们已经是完美的，而他们也表现得仿佛很清楚这一点。他们知道自己是宇宙的中心，不害怕去要求自己想要的任何事物。他们自由地表达情绪，你知道婴儿什么时候是在生气——事实上，你的左邻右舍都知道。你也知道婴儿什么时候很开心——他们的笑能让一室灿然。他们充满了爱。

没有得到爱，婴儿就会死。一旦长大，我们就学会在没有爱的情况下过活——或试着这样做——但婴儿无法忍受这种状况。婴儿爱自己身体的每一个部分。

你曾经也像那样。我们所有人曾经都像那样。然后，我们开始听从身边那些学会恐惧的大人说的话，开始否认自身的伟大之处。

今天，撇开所有批评和负面的自我对话吧。放下旧有的心态——那个苛责你且抗拒改变的心态。释放其他人对你的看法。

请说这个肯定句："我够好。我值得被爱。"

第5天的镜子练习

1. 站在浴室的镜子前。

2. 凝视你的双眼。

3. 说这个肯定句:"我爱自己,也认可自己。"

4. 不断重复这句话:"我爱自己,也认可自己。"

5. 一天至少复述这个肯定句一百次。没错,一百次,让"我爱自己,也认可自己"成为你的真言。

6. 每次经过镜子或看见自己的映像,就重复这个肯定句。

这些年来,我教过许多人做这个练习。持续去做,结果出奇地好。请记住:光想是行不通的,只有实际执行,镜子练习才能发挥效果。如果去做,真的会有所不同。

若浮现任何负面想法——例如"我这么胖,是要怎么认可自己。""以为我可以这样想实在太蠢了。""我一无是处"——不要抗拒、不要抵抗、不要评断,就让它们存在,然后专注于你真正想体验的事情,也就是去爱、去认可自己。你可以温柔地放开其他那些跑进来扰乱你的想法,聚焦于"我爱自己,也认可自己"这句话。

我们在镜子练习里要做的,就是试着回到自己真正是谁这个核心。我们想要在不评断自己时体验真实的自己。

第 5 天的记录练习

1. 写下你是通过哪些方式不爱自己或表现出你缺乏自我价值感。你会批评自己的身体吗？你会说一些贬低自己的话吗？

2. 写下你认为其他人对你的负面评价。针对每则负面评价写下一个肯定句，将它转变成正面说法。例如，你可以把"我母亲觉得我很胖"变成"我现在的样子就很美"。

3. 列出你爱自己的所有理由，再列出其他人喜欢和你相处的原因。

4. 把这两张充满爱的清单贴在你每天都能看见它们的地方。

第 5 天的心灵信息：

"我喜欢做我自己。"

如果可以在不受任何人批评的情况下生活，你能想象那会有多美好吗？可以完全安心、自在，不是很棒吗？早上起床时你就知道自己会有美好的一天，因为每个人都会爱你，不会有人看轻你。你会觉得实在太棒了。

你知道吗？你可以给自己这样的生活。你可以把跟自己共处变成你想象得到最美好的体验，你可以一早起床就感受到又能跟自己度过另一天的喜悦。

第 5 天的静心：建立自尊的肯定句

我的能力足以面对所有状况。

我选择觉得自己很棒。

我值得拥有自己的爱。

我独立自主。

我接受并使用自己的力量。

为自己说话很安全。

我以现在这样的我在此时此地被爱、被接纳。

我拥有高自尊，因为我尊敬真实的自己。

我的人生一天天变得更美好。我期待每个下一刻带来的一切。

我不少什么也不多什么，不需要向任何人证明我自己。

生命以每一种可能的方式支持我。

我的意识里都是充满爱、正面与健康的想法，而这一切都会反映在我的经历中。

我可以给自己最棒的礼物就是无条件的爱。我爱现在这样的我，我不再等自己变得完美之后才去爱自己。

第6天

释放内在的批判者

Releasing Your Inner Critic

今天你要学习打破评断和自我批判的习惯，

并超越看轻自己的需求。

今天看着镜子时，花几分钟恭喜自己！你正开始爱自己、认可自己——或者至少愿意这么做了。无论你在这个过程中的哪一阶段，都为自己目前为止的进展庆贺一番。我为你和你对镜子练习的投入喝彩。

做镜子练习越多，你越能察觉自我对话。如果我要你播放你今天的内在对话录音，听起来会是什么样的内容？你是否会听见这样的负面肯定句："我很笨。""我真是个大蠢蛋。""根本没人问过我是怎么想的，为什么有这么多不懂得替别人着想的人？"你的内在声音是不是一直在挑剔每一件事？你是否带着批判的眼光看世界？你会评断每件事物吗？你会不会自以为是？

许多人都有根深蒂固的批判习惯，没那么容易打破。我以前也是从早到晚抱怨个不停，充满自怜的情绪。我喜欢在烂泥中打滚，不明白自己正在助长让我可以自怜的情境。那时的我不知道自己在做什么。

所以，镜子练习非常重要，因为它能让你敏锐察觉评断之词与负面自我的对话，然后尽快释放你内在的批判者。除非超越看轻自己、怪罪人生的需求，否则你没办法爱自己。

当你还是个小婴儿时，你对生命的态度是如此开放。你带着好奇的眼光看世界，除非发生可怕的事或有人伤害你，你如实地接受生命的样貌。后来，你长大了，开始接受其他人的意见，并把那些意见当作自己的想法。你学会了如何批评。

最后帮助了我的，是我开始聆听自己说的话。我察觉自己内在有个批判者，于是努力停止自我批判。我开始对着镜子说正面肯定句，虽然不是很明白那些话到底是什么意思。我只是不断地说，一次又一次。先从简单的话开始："我爱自己。我认可自己。"然后晋级到："我的意见很宝贵。我放开批评自己的需求。我放开批评他人的需求。"

一段时间之后，我注意到正面的变化开始出现。当你努力释放内在的批判者，一样会发现这样的改变。我相信批评会让精神枯萎，它强化了"我不够好"的信念，当然不可能带出我们最好的那一面。但是，当你释放内在的批判者，你就能接触你的"高我"。

所以，来检查一下：你是否正学着在脑海中播放正面的肯定句？你有没有把注意力放在自己的思想上，将负面想法替换成正面肯定句？

借由镜子练习，你越来越能察觉内在的声音，以及你对自己说的话，然后你就可以放开那份时时刻刻都要挑剔自己的需求。而当你这么做时，你会发现你对他人的批评也变少了。

当你觉得可以做自己时，自然就会让其他人也做自己。他们小小的习惯不再让你那么心烦，你放掉了把他人变成你要的模样的需求。然后，当你停止评断他人，他们也会放开评断你的需求。每个人都获得自由。

我们的感觉是正在活动中的想法，不需因为它们而有罪恶感或羞愧。那些感觉是有作用的，而当你从心智与身体中释放负面想法，你就能腾出内在空间，让其他更正面的感觉和体验进来。

请说这个肯定句："我现在释放内在批判者，走进爱里，是安全的。"

第 6 天的镜子练习

1. 找一个安静、有镜子、让你觉得安全且不受打扰的地方。

2. 看着镜子，凝视你的双眼。如果还是不太习惯这么做，就把注意力放在嘴巴或鼻子上。跟你的内在小孩说话。你的内在小孩想要成长、茁壮，而且需要爱、接纳和赞美。

3. 现在，说出这些肯定句："我爱你。我爱你，而且知道你已经尽力做到最好。你现在就已经很完美了。我认可你。"

4. 在真正感觉内在声音比较没那么有批判性之前，你也许想要多做几次这个练习。

第 6 天的记录练习

(1) 列出你批评自己的五件事。

(2) 在列表上的每个项目旁写下你是从哪一天开始批评自己这件事的。如果不记得确切日期,写出大概的时间就好。

(3) 你是否很惊讶你已经挑剔自己这么长的时间了?这个自我批判的习惯并未带来任何正面改变,不是吗?批评没有用!它只会让你心情不好。所以,别再这么做了。

(4) 将清单上的五项批评——改成正面的肯定句吧。

(5) 随身带着这张清单。当你注意到自己又想要评断时,拿出这张肯定句清单来念几次,最好是在镜子前面大声念出来。

第 6 天的心灵信息：

"我如实地爱并接纳自己。"

我们都有些自认为无法被接受、无法被喜欢的部分。如果真的对某些部分的自己很生气，通常我们就会开始自虐。我们滥用酒精、药物或香烟，我们大吃大喝，我们在情绪上痛扁自己。而我们做的最糟糕的一件事——比其他任何事物更具伤害性的事——就是批判自己。我们必须停止所有批评。一旦养成不批判自己的习惯，很神奇的是，我们就会停止批评他人。我们了解到，每一个人都是我们的映像，我们在他人身上看见的，也会在自己身上看到。

抱怨某人时，其实是在抱怨自己。当我们可以真正爱自己、接纳自己，就没有可以抱怨的东西了。我们无法伤害自己，也无法伤害别人。让我们发誓不再为任何事批判自己。

第 6 天的静心：
我们可以自由地做自己

为了让自己完整，我们必须接纳自己的一切。所以，打开心，清出足够的空间来放置各个部分的你：你自豪的部分、你觉得丢脸的部分、你排斥的部分，还有你爱的部分。它们都是你。你很美，我们所有人都很美。当你的心充满对自己的爱，你就会拥有许多可以与他人分享的爱。

现在，让这份爱充满你的房间，并向外发散给所有你认识的人。设想你在乎的人就在房间的正中央，这样他们就能接收从你的心溢流出来的爱。

现在，想象这些人的内在小孩如同孩子般起舞，蹦蹦跳跳、高声喊叫、大翻筋斗，全身充满生机勃勃的喜悦，展现出内在小孩最好的一面。然后，让你的内在小孩也加入，跟其他孩子一起玩。让你的孩子跳舞，让你的孩子觉得安全和自由，让你的孩子成为他想要成为的人。

你很完美、完整、圆满，在你的美好世界里，一切安好。事实就是如此。

第 7 天
爱自己：回顾第一周

Loving Yourself: A Review of Your First Week

今天你要看看自己进步了多少，

以及在挣脱旧信念、发现未来可能性的目标上有了多少成就。

亲爱的，恭喜你！你第一周的镜子练习已经圆满完成了。你没有放弃，并且在过去 7 天里不断地做镜子练习，让我非常骄傲。

镜子练习需要时间，我很高兴你给自己 21 天来学习。越是练习，它就变得越容易。如果你现在看着镜子还是觉得有点蠢或不太自在，也没关系。对自己说"我爱你，我真的爱你"，一开始对大部分人而言都很难，你可能要花上好几周，甚至一个月的时间，才有办法完全自在地对自己说出这些充满爱的话。然而，一旦可以更轻松地说出口，你就会在生活中看见正面的改变。

过去 7 天里，镜子已经成为你的朋友及随时陪在身边的伙伴。你明白它能让你更敏锐地察觉自己说的话、做的事。你花了时间聆听自我对话，并练习说正面的肯定句。

我要再次强调，镜子练习是一种真正的爱的行动，是你能给自己最有爱的礼物。你一天天地做镜子练习，就会一天天地多爱自己一点。爱自己最好的方法，就是放掉来自过去的所有垃圾——自我评断、让你停滞不前的老故事——好让你可以活在当下。我们都习惯相信从小听到大的负面说法，当你可以将那些负面肯定句转变成正面宣言，并且看着镜子练习说出来时，你就能放下一些过去的伤痛，迈步向前。

做镜子练习的每一天，你都在清理层层累积出来的过去。每次对着镜子说出一个肯定句，你就从层层的过去中多移除一块砖。这一层一层的过去是花了许多年累积而成的，由一块块砖头筑成一道高墙。突破这道墙需要时间，但你可以从一块砖头开始。每移除一块或一层砖，就能让更多的光和爱照进来。当你开始相信自己对着镜子说的正面肯定句，更多美丽的爱就会冲破这道由你的过去筑成的墙。无论问题是什么，最好的解决方法就是去爱自己。

如果偶尔听见内在的批判者为了某件事挑剔你，或是说出负面评语，没有关系，你永远可以寻求你的朋友和伙伴——镜子的帮助。深深凝视自己的双眼，说："我值得被爱。"然后，持续这样做。

请说这个肯定句："我欢庆这以镜子练习来爱自己的一周。现在我进入了一个新的意识空间，在这里，我愿意用不同的角度看自己。"

第 7 天的镜子练习

1. 站在浴室的镜子前。

2. 凝视你的双眼。

3. 说出这个肯定句："我爱你,我真的爱你。我为你做了镜子练习而骄傲。"

4. 重复这个肯定句 10 次,并加入你的名字:"我爱你,〔名字〕,我真的爱你。我爱你,〔名字〕,我真的爱你。我为你做了镜子练习而骄傲。"

5. 看着前额,想象你按下那里的一个按钮后弹出一张 CD,那张 CD 里装满一直在你脑海中播放的旧信念和负面想法。把手往上伸,想象你将那张圆盘从头部拔出来,然后把它丢掉。

6. 现在,深深凝视你的双眼,想象你正在制作一张装满正面肯定句的新 CD:"我愿意放下。我值得被爱。我现在这样就很完美。"

第7天的记录练习

1. 拿出日志，翻到你第一天做的镜子练习。
2. 读一读你做完第一天的镜子练习后写下的感觉和观察到的事。
3. 在新的一页写下你做完第一周的镜子练习后有什么感觉、观察到什么。镜子练习是否变容易了？看着镜子时，你是否觉得比较自在了？
4. 写下你在镜子练习中做得最成功的部分。接着，写下你觉得镜子练习最困难的部分。
5. 创造新的肯定句，帮助你克服有困难的那些地方。

第 7 天的心灵信息：

"我所有的经历对我都是合适的。"

从出生那一刻开始，我们就不断在穿越一道又一道的门。出生是一道大门，一个巨大的改变，而从那时起，我们已经穿过许多道门了。

我们配备着过充实富足人生所需的一切来到这个人世。我们拥有需要的所有智能和知识，拥有需要的一切能力和天赋，拥有需要的爱。生命随时在一旁支持我们、照顾我们。我们必须知道并相信事实就是如此。

门总是开开关关，如果我们能始终归于自身中心，那么无论穿越哪一道门，总能安然度过。即使要通过的是在这个星球的最后一道门，那也不是结束，而是另一段新冒险旅程的开始。要相信，改变不会有什么问题。

今天是新的一天，我们将拥有许多美好的新体验。我们被爱着，我们很安全。

第 7 天的静心：我是灵

　　我们是唯一能拯救世界的人，只要我们为了相同的理由携手同心，就会找到答案。我们得牢牢记住，有一部分的我们远远超越我们的身体、我们的性格、我们的疾病或不适、我们的过去。有一部分的我们超越了我们的关系。我们的核心是纯粹的灵，永恒不灭——过去如此，未来也是。我们来到这里是为了爱自己，也为了爱彼此。借由这么做，我们就能找到答案，以疗愈自己和这个星球。

　　我们正在经历一个非常特别的时代，一切事物都在改变。我们甚至可能不知道问题有多深，却尽力在其中泅泳求生存。这一切，同样会过去的，而我们会找到解决方案。我们在灵性层次相互链接，而在灵的层次，我们是一体的。我们是自由的，事实就是如此。

第 8 天
爱你的内在小孩 I

Loving Your Inner Child I

今天，你的眼光要超越镜中那个大人，

接触你的内在小孩。

今天对你的镜子练习而言是非常重要的一天。握住我的手，我们一起走到你的镜子前。深深凝视你的双眼，眼光超越镜中那个大人，跟你的内在小孩打个招呼吧。

无论你年纪多大，内在都有个小孩需要被爱、被接纳。如果你是女人，无论你多么独立自主，内在都有个非常柔弱的小女孩需要帮助；假如你是男人，无论你多有自信，内在都有个小男孩渴望温暖和关爱。

看着镜子时，你有没有看见你的内在小孩？这个孩子快乐吗？这个孩子试图告诉你什么？

你经历过的每个年纪都存在你之内——在你的意识和记忆中。小时候，每当事情出了差错，你总以为一定是你哪里有问题。孩子会逐渐产生一种想法，认为只要他们不犯错，父母就会爱他们，不会惩罚他们。

通常，我们在5岁左右就会回避或拒绝聆听内在小孩说的话。我们会这么做，是因为觉得自己哪里有问题，所以不想再和这个小孩有任何关系。

此外，我们内在也有个父母。对大部分人来说，这位内在父母几乎从未停止责骂内在小孩。如果聆听自己的内在对话，就会听见那些责骂。你会听到内在父母说你什么地方做错了，或者你不够好。

所以，早在小时候，我们就和自己开战了，并且像父母批评我们那样开始批评自己："你很笨。你不够好。你什么都做不好。"这种持续不断的批评成了习惯。现在，我们长大了，但多数人不是全然忽视内在小孩，就是以过去我们被轻视的方式来贬低这个孩子。我们一再重复这样的模式。

每当你感到害怕，要知道这是你的内在小孩在害怕。大人不会害怕，但大人切断了和内在小孩之间的连结，没有陪在这个孩子身边。大人和小孩需要培养彼此之间的关系。

你要如何连结自己的内在小孩？第一步就是通过镜子练习认识他。这个孩子是谁？他为什么不快乐？你可以做些什么来帮助这个孩子，让他觉得安心、觉得安全、觉得被爱？

跟内在小孩聊聊你做的每一件事。我知道这听起来很蠢，但很有用。让你的内在小孩知道，无论发生什么，你都不会丢下他或转身离开，而是会一直陪着他、爱他。

你的内在小孩想要的只是有人关注、有安全感、有人爱。如果可以每天花几分钟开始和你内在的这个小朋友连结，生活会变得美好许多。

请说这个肯定句："我愿意去爱、去接纳我的内在小孩。"

第 8 天的镜子练习

(1) 找一张你大约 5 岁时的照片，贴在浴室的镜子上。

(2) 花几分钟看着这张照片。你看到了什么？你看到的是个快乐的孩子吗？或者，是个闷闷不乐的孩子？

(3) 对着镜子跟你的内在小孩说话。你可以看着照片，或是凝视镜中的双眼——就看哪种方式让你感觉比较自在。如果你小时候有小名，就用这个名字和你的内在小孩说话。最好在镜子前面坐下来，因为如果站着，只要一出现很难过的感受，你也许就想要夺门而出。所以，坐下来，准备好一盒面纸，开始说吧。

(4) 敞开心，分享你内心深处的想法。

(5) 说完之后，用这个肯定句作结："亲爱的，我爱你。我在这里陪你，你很安全。"

第 8 天的记录练习

1. 这个练习需要蜡笔、色铅笔或彩色签字笔。

2. 以你的非惯用手——也就是你不会用来写字的那只手——画出小时候的你。要发挥创意喔!

3. 把这张画贴在浴室的镜子上。

4. 看着这张画,开始和你的内在小孩说话。

5. 问你的内在小孩以下这些问题,并把答案写在日志里:你喜欢什么?你不喜欢什么?什么事物会让你害怕?你需要什么?我要怎么做才能让你快乐?

6. 闭上眼睛,花儿分钟思考你得知的那些关于你的内在小孩的事。

第 8 天的心灵信息：

"我带着爱拥抱内在小孩。"

好好照顾你的内在小孩。这是个受到惊吓的孩子，这是个受了伤的孩子，这是个不知道该怎么办的孩子。

陪在内在小孩身边，拥抱他、爱他，尽你所能照顾他的需求。一定要让内在小孩知道，无论发生什么，你永远都会陪在他身边，不会转身离去或抛下他不管。你会永远爱这个孩子。

第 8 天的静心：放下，放松

做一次缓慢深长的呼吸，然后闭上眼睛；再次深呼吸，并让身体全然放松。把注意力放在脚趾，让它们完全松弛。现在，放松脚背、脚跟、脚踝。让你的脚变重。接着，让这种松弛感往上移到小腿、膝盖，然后继续让这份温暖和放松的感觉往上移到大腿，感觉大腿逐渐变重。

现在，放松髋关节和臀部。接着让腰松开，然后感觉有一份平静往上移到胸部，从锁骨扩散到肩膀。放松上臂，放松手肘，放松下臂、手腕和手。让最后一点紧绷从指尖流出去。放松脖子，然后是下巴、脸颊，以及眼睛四周的肌肉。放松前额和头皮。放下、放下、放下，放松。

第 9 天

爱你的内在小孩 II

Loving Your Inner Child II

今天你要利用镜子练习来原谅过去，

并开始去爱美好的内在小孩。

你和你的内在小孩今天好吗？你们是不是比较认识彼此了？我发现和内在小孩携手合作非常有助于疗愈过去受到的伤害，但我们并不常连结自己内在那个担惊受怕的孩子的感受。

如果你的童年充满恐惧，以及承受身体或言语暴力，你也许习惯在内心鞭打自己。而这么做的时候，你就是在以几乎相同的方式对待内在小孩，但内在小孩无路可逃。

许多人的内在小孩都很迷惘、寂寞，而且觉得被排斥。也许长久以来我们与内在小孩唯一的接触，就是责骂与批评他，然后我们还搞不懂自己为何不快乐。我们无法在排斥某部分的自己时，内在还处于和谐状态。

今天，让我们用镜子练习来挣脱父母给的限制，连结迷惘的内在小孩吧。让我们原谅过去，开始去爱内在这个美丽的孩子。这个孩子必须知道我们在乎他。

大部分人都将过去的许多感受和伤痛埋藏起来，所以学习去爱内在小孩需要花点时间。花多少时间都没关系，请一再重复地做这些练习，我保证，你一定会达成目标。

你的内在小孩依然抱持你小时候建立的信念。如果你的父母很死板、严格，而你现在对自己很严苛，或是习惯在身边筑起高墙，那么你的内在小孩很可能还在遵循你父母的规定。如果你继续挑剔自己犯的每一个错，你的内在小孩每天早上起床时一定很害怕，想着：今天不知道我爸妈又要对我破口大骂些什么了。

父母过去对我们做的事，其实是他们自身意识的产物。我们现在也是父母了，也在使用自己的意识，如果你依然拒绝照顾内在小孩，就会困在自己的怨恨里，动弹不得。这往往意味着你心里还有个你必须去原谅的人。你需要放下的怨恨是什么？你还没原谅自己什么？

现在，设想你牵着内在小孩的手，接下来几天无论去哪里都在一起，看看你们会有什么愉快的经历。这听起来也许很蠢，但请试一试，真的有用。为自己和内在小孩创造一个美好的人生，宇宙会有所回应，而你也会找到方法疗愈内在小孩，以及成人的你。

无论你的童年是快乐、是悲伤，你——也只有你——能掌控你现在的人生。你可以花时间责怪父母，或者，你可以拥抱爱。

爱是我所知道最大的橡皮擦，能擦去最深、最痛的记忆，因为爱可以比其他任何事物进入更深处。想想看：你想要痛苦的人生，还是充满喜悦的人生？选择和力量永远在你之内。凝视你的双眼，爱自己，也爱你内在那个孩子。

请说这个肯定句："我爱我的内在小孩。我掌控自己现在的人生。"

第 9 天的镜子练习

1. 到浴室镜子前面看着你昨天贴在那里的画（小时候的你）。

2. 现在，花几分钟告诉你的内在小孩你在乎他。说这个肯定句：
   "我在乎你。我爱你，我真的爱你。"

3. 如果可以，坐在镜子前，或者坐下来看着手拿镜，继续与
   内在小孩进行昨天展开的对话。可以用道歉开头，例如："对
   不起，这么多年来我都没有和你说过话。对不起，长久以
   来我都在责骂你。我想要弥补我们彼此分开来的那些时间。"

4. 如果你已经五六十年没有和内在小孩说话了，可能要花一
   些时间才会感觉到自己正在重新与之连结，但请坚持下去，
   你最后一定会连系上。你可能会感觉到内在小孩，可能会
   听见内在小孩，甚至可能看见内在小孩。

5. 准备一盒面纸放在旁边。和内在小孩说话时，可以尽情地哭，
   泪水能帮助你突破，并重新与内在小孩连结。

第 9 天的记录练习

(1) 小时候，你真正喜欢做的事情是什么？写下所有你想得到的事。你最后一次做这些事是什么时候？内在父母太常阻止我们玩乐，因为这不是大人该做的事。

(2) 现在，放下日志，到外面去和内在小孩玩。尽情地玩吧！做你小时候喜欢做的蠢事，例如在树叶堆上跳，或是在院子里的水龙头正在喷水时穿梭于水雾中。看看其他在玩耍的孩子，这会让你回想起你喜欢的游戏。如果想要在生活中拥有更多乐趣，就与内在小孩连结吧，我保证你会开始活得更有乐趣。

第 9 天的心灵信息：

"我愿意改变并成长。"

你愿意学习新事物，因为你还有好多不知道的事。当旧观念对你不再有用，你愿意丢弃。你愿意看着自己的行为，然后说："我不想再这么做了。"你知道你可以变得更接近真正的你。不是变得更好——因为这暗示着你不够好，这并非事实——而是变得更像真正的你。

成长与改变是很令人兴奋的，即使这代表你必须先往自己的内在探看某些痛苦的事。

第 9 天的静心：爱内在小孩

让时间倒转，想象自己是个 5 岁的小孩。伸出双手对这个孩子说："我是未来的你，是来爱你的。"带着爱拥抱这个孩子，然后把他一起带回现在。想象你们两个站在镜子前，充满爱意地看着彼此。站在那里时，你察觉有好多部分的你不见了。

现在，让时间回到更早之前，回到你出生那一刻。你刚从母亲的产道下来，那也许是一趟艰难的旅程。你感觉到冰冷的空气，看见明亮的灯光，也许还有人刚打了你的屁股。你抵达目的地了！你来到这里是要展开完整的人生。去爱那个小小的婴儿，爱那个宝宝！

现在，让时间回到你开始走路那个时候。你会站起来，然后跌倒，站起来，又跌倒，然后再站起来，又跌倒。接着突然间，你会站了，然后迈出一步，接着是另一步，你会走路了！你为自己感到骄傲。去爱那个小小孩，爱那个小孩！

接着，让时间回到你上学的第一天。你不想离开母亲，但你还是这么做了。你跨过学校的门坎，迈出头几步时你很害怕，但你还是这么做了。你尽了自己最大的努力。去爱那个孩子，爱那个孩子!

接着，想起你 10 岁左右的生活和当时发生的一切。那可能是一段很美好的时光，也可能很辛苦。你尽己所能好好活着，而且也做到了。去爱那个孩子，只要去爱那个孩子就好!

现在，让时间回到你进入青春期的时候，想起当时发生的一切。那是一段让人兴奋也令人提心吊胆的时光，而且也许超出你所能掌握的，但你还是撑过来了。你尽了自己最大的努力，你做到了。所以，去爱那个青少年，爱那个青少年!

回到你做第一份工作的时候，挣钱真是一件令人雀跃的事。你渴望让别人留下好印象，而且有好多东西要学。不过，你尽了自己最大的努力，而且成功了。去爱那个人，只要去爱那个人就好!

想起你第一次在恋爱中被拒绝，想起你的心有多痛。你确定不会再有人爱你了，你好痛苦。你尽己所能熬过来，你做到了。去爱那个人，爱那个人!

然后，回到你人生的另一个重大事件。那件事可能让你觉得很丢脸、很痛苦，或是很美好，无论如何，当时你已经以自己拥有的理解、知识和体验尽力了。所以，去爱那个人，爱那个人！

现在，集合这许多部分的你，一起带到此刻。想象你和这所有的你自己一起站在镜子前，并且了解到，你正看着自己充实丰富的人生。当然，其中有艰难的时刻、痛苦的时刻、难堪的时刻，还有困惑的时刻，而这些都没有关系，都是生命的一部分。去爱全部的你。

现在，转过身来。当你向前看时，想象有一个人张开双臂站在你面前，说道："我是未来的你，是来爱你的。"

生命就是无数个爱自己的机会——过去、现在和未来。爱并接纳每个部分的自己很有疗愈作用。如果排斥自己的任何一个部分，你怎么可能完整，或是被疗愈？疗愈就是让自己再次完整无缺。爱自己，每个部分的自己，然后变得完整。一切都很好，事实就是如此。

第 10 天
爱你的身体，疗愈你的痛苦
Loving Your Body, Healing Your Pain

今天的课题是"痛苦"：

痛苦是什么、从哪里来、要告诉你什么，以及你能从中学到什么。

许多人每天都在承受痛苦或疾病，那可能只是我们人生的一小部分，也可能占去一大部分。今天，你要利用镜子练习来打开一道新的门，去爱你的身体，并疗愈你的痛苦。

没有人想要痛苦，但如果你有，你能从中学到什么？痛苦从哪里来？它试图告诉你什么？既然痛苦可能是身体或心理不适的显化，那么，身体和心智显然都很容易受其影响。

我最近正好目睹一个绝佳的例子。当时我看着两个小女孩在公园里玩，第一个女孩开玩笑地举起手，正要往她朋友的手臂拍下去。她的手都还没碰到对方，另一个女孩就大喊："噢！"第一个女孩看着她的朋友，问道："你在喊什么？我都还没碰到你耶。"她的朋友回答："喔，因为我知道一定会痛啊。"

身体就像人生中的其他事物，是反映出我们内在想法与信念的镜子。它一直在对我们说话，只要我们愿意花时间聆听。我相信是我们创造了自己身体的所有痛苦和疾病，身体里的每个细胞都在回应我们想的每个念头、说的每一句话。

身体总是渴望达到最健康的状态，无论我们做了什么。然而，如果用不健康的食物和不健康的想法来虐待身体，那么，我们对自己的不舒服也难辞其咎。

痛苦会以许多形式出现：疼痛、擦伤、踢到脚趾、瘀血、充血、睡不好、反胃想吐，或是某种疾病。它试图告诉我们某件事。痛苦是身体在举红色的旗子，好引起我们的注意——最后一搏，要让我们知道自己的人生有某个部分出了问题。

感觉到痛苦时，我们怎么做？我们通常会跑去翻药箱，或是去药店买药来吃。而这么做的时候，我们就是在对身体说："给我闭嘴！我不想听见你的声音。"你的身体会安静一阵子，但接着又会继续低语——这次会比之前稍微大声一点。想象一下，你正在和朋友说一件重要的事，但他根本没有听，会怎么样？你会再说一次，而且音量可能会大一点。如果他还是没在听，你可能会变得激动，然后破口大骂；或者，在觉得受伤、觉得不被爱的情况下，你会闭上嘴巴，就此沉默。

有时，人其实是自己想要生病。在我们这个社会中，痛苦和疾病是一种逃避责任或不愉快状况的正当方法，如果学不会说"不"，也许就得制造出一种病来为自己说"不"。

然而，总有一天你必须去关注究竟发生了什么事。让你自己去聆听身体在说些什么，因为你的身体最想要的就是健康，而这需要你的配合。

将你的每一份痛苦当成老师，它在告诉你，你的意识中有个错误的想法。你所相信、你所说、你所做或你所想的某件事，并不能带给你最大的好处。我总是想象身体在旁边拉了拉我，说："请注意一点！"当你发现某种痛苦或疾病背后的心理模式，就有机会借由镜子练习来改变这个模式，遏止疾病或不适。

你是否愿意去关注自己的身体，并放掉造成你的痛苦的那份需求？如果愿意，请开始做镜子练习，学着爱你的身体，并疗愈你的痛苦。

请说这个肯定句："我爱我的身体。我要给身体它在每个层面需要的一切，让它回到最健康的状态。"

第 10 天的镜子练习

1. 选出你今天想要处理的痛苦或疾病。假设是胃灼热好了。

2. 站或坐在镜子前。

3. 深深地凝视你的双眼，问自己这些问题：这个胃灼热是从哪里来的？它试图告诉我什么？我是不是一直在吃不健康的食物？我是不是在害怕什么？我是不是听到了我没办法消化的信息？是不是有什么情况越来越严重，我没有去处理？有什么事或什么人让我无法忍受？

4. 无论你现在的痛苦或疾病是什么，都可以说这些肯定句：
   "我自由且充分地呼吸。我聆听身体给我的信息。我以健康和营养的食物喂养身体。我允许身体在需要时可以休息。我爱我这个了不起的身体。我很安全。我信任生命的过程。我什么都不怕。"持续重复这些肯定句。

5. 现在，特别针对那个导致你痛苦的部位说一些肯定句。例如，如果你有胃部问题，可以说："我爱我的胃。我真的爱你，我健康的胃。我喂你健康的食物，而你愉快地消化它们。我允许你痊愈。"

6. 再重复这些肯定句两三次。

第 10 天的记录练习

1. 觉得痛苦或不舒服时，花点时间让自己安静下来。相信你更高的力量会让你知道你的生命中有什么需要改变，好让你摆脱这份痛苦。

2. 设想你最爱的花以完美自然的姿态盛开并环绕在你身旁。当甜美温暖的空气轻轻拂过你脸庞时，去感受、去嗅闻。专注于放松你身体的每一块肌肉。

3. 问自己这些问题：我是如何造成这个问题发生？我需要知道什么？我生命中有哪些部分必须改变？静心思索这些问题，让答案浮现，然后将答案写在日志里。

4. 从你在步骤三得到的答案中选出一个，针对它写出一份你可以在今天采取的行动计划。

一次改变一个就好。正如老子所言："千里之行，始于足下。"一小步一小步累积起来，就能在人生中创造重大改变。痛苦不一定会在一夜之间消失无踪——虽然是有可能如此。痛苦花了一段时间才浮上表面，所以，认清自己不再需要痛苦可能也要花点时间。对自己温柔一点。

第 10 天的心灵信息：

"我仔细聆听身体的信息。"

身体就像人生中的其他事物，是反映出你内在想法与信念的镜子。每个细胞都在回应你想的每个念头、说的每一句话。

在这个变动的世界里，你选择在所有领域保持弹性。为了让你的生活质量和你的世界变得更好，你愿意改变自己、改变你的信念。无论你如何对待自己的身体，它都爱你。你的身体会与你沟通，而你现在要聆听它的信息。你愿意接收这个信息。

你会去关注，并做出必要的修正。你爱你的身体，并提供它在每个层面需要的一切，让它回到最健康的状态。无论何时，只要有需要，你都可以呼唤你的内在力量。

第 10 天的静心：
给"健康"的正面肯定句

这里有一些可以支持你的健康和疗愈的正面肯定句，请经常复诵：

我享用对我身体最好的食物。

我爱我身体的每一个细胞。

我会做健康的选择。

我尊重我自己。

我期待健康的老年生活，因为我现在带着爱在照顾我的身体。

我不断发掘新方法来改善自己的健康。

我提供身体在每个层面需要的一切，让它回到最健康的状态。

我一定会被疗愈。我不让心智造成阻碍，允许身体的智慧自然地进行疗愈工作。

我有一位非常特别的守护天使。她的力量随时都在引导我、保护我。

完美的健康状态是上苍赐予我的权利，我现在要执行这项权利。

我感谢我这个健康的身体。我爱生命。

只有我能控制我的饮食习惯。我永远可以抗拒某样东西，只要我选择这么做。

水是我最喜欢的饮料。我喝大量的水来清洗身体和心智。

让心智充满愉快的想法，是通往健康最快的路。

第 11 天

拥有美好的感觉，释放愤怒
Feeling Good, Releasing Your Anger

今天你要面对的是愤怒：如何处理它，并在它让你生病前将之释放，

以及如何腾出更多内在空间以容纳正面情绪。

每天跟自己说话，并告诉自己，你是被爱的，感觉如何？看着镜子，花几分钟恭喜自己，因为你已经直视情绪，并开始释放过去了，现在正学着在脑中播放正面的肯定句。恭喜你走了这么长的路来到这里，我为你和你对镜子练习的投入喝彩。

挖掘过去并释放情绪时，你可能会发现有些愤怒针对的是你自己或某个特定事件。所以，今天我想帮助你学习原谅，并释放你可能有的愤怒，让你对自己有好的感觉。

愤怒是种诚实的情绪，但如果没有被往外表达或处理，就会在内在、在身体里处理，而且往往会发展成疾病或某种功能失调。

人通常会一再对某件事生气，而生气时，我们觉得自己没有权利将之表达出来，于是便吞下去，这么做可能引起怨恨、悲痛或忧郁。所以只要一有愤怒的情绪出现，就要去处理它，并将之释放。

如果喜欢通过肢体表达愤怒，就找几个枕头来打。别怕让愤怒自然宣泄，你已经将感受封存得太久了，不需要因为觉得愤怒而有罪恶感或羞愧。

一个处理愤怒的好方法是开诚布公地跟那个让你生气的人说。当你觉得很想对某人尖叫时，你对他的愤怒已经积压很长一段时间了，而这往往是因为你觉得没办法坦率地和对方说。所以，另一个宣泄愤怒的好方法，就是对着镜子跟那个人说。

镜子练习可以帮助你将所有的感受表达出来。我有个学生一直无法宣泄愤怒，理智上，她了解自己的感受，但就是没办法表现出来。当她允许自己在镜子前面表达感受时，她终于可以尖叫，并且用各种难听的话骂她的母亲和酒鬼女儿。释放这股怨恨时，她觉得自己仿佛卸下了千斤重担。之后，女儿来看她时，她忍不住抱着女儿。这一切之所以有可能发生，是因为她释放了自己压抑已久的愤怒，腾出空间给爱。

许多人告诉我，一旦释放自己对另一个人的愤怒，他们变得快乐多了，仿佛放下了一个无比沉重的包袱。

往内在探索，知道你的愤怒是有原因的，而你会找到答案。静心并想象愤怒自然地从身体向外流走，非常有疗愈效果。送爱给你愤怒的对象，想象你的爱化解了你们之间的任何不和谐。要愿意和睦相处，也许你感觉到的愤怒是在提醒你，你和其他人之间沟通不良。只要认清这一点，你就能够修正。

请说这个肯定句："有任何感受都没关系，今天我要用正面的方式表达自己的感觉。"

第 11 天的镜子练习

1. 找一个安静、有镜子、让你觉得安全且不受打扰的地方。

2. 看着镜子，凝视你的双眼。如果还是不太习惯这么做，就把注意力放在嘴巴或鼻子上。

3. 看见自己或那个你觉得对不起你的人（或是两个人都看到）。想起你生气的那个时刻，感觉那股愤怒流过你全身。开始告诉那个人你究竟在气什么，完整表达出你感受到的愤怒。要说得很明确，例如："我对你很生气，是因为〔填入原因〕。""我觉得受伤，是因为你〔填入原因〕。""我很害怕，是因为你〔填入原因〕。"

4. 你也许得练习好几次，才会真正觉得自己摆脱了所有的愤怒。你可能想要一次处理一个愤怒问题或好几个，觉得怎么做比较好就怎么做。

第 11 天的记录练习

① 你生活中的大部分时间是不是都在生气？你可以写下这里的几个问题，帮助自己释放这些习惯性的愤怒感受：为什么我选择一直生气？我做了什么，才会一再制造出让自己生气的情境？我还在惩罚谁？我散发出什么，让他人觉得有必要惹恼我？

② 现在，问问自己这些问题，并写下答案：我想要什么？我要怎样才会快乐？我要做些什么才能让自己快乐？

③ 想想要怎么在内在创造一个新空间，让你能对自己感觉好一点。想想你可以如何创造乐观愉快的模式和信念。

第 11 天的心灵信息:

"我值得拥有美好的感觉。"

生命很简单。我们通过自己的思考模式和感觉创造出自身体验,我们对自己和生命的信念会变成真的。思想只是一堆串在一起的话语,没有任何意义,是我们赋予了它们意义——借由一再把注意力放在负面信息上。

如何处理自身感受非常重要。要表现出来吗?要惩罚其他人吗?悲伤、寂寞、罪恶感、愤怒和恐惧都是正常情绪,但是当这些感受接手成为主导者,生命就会变成情绪的战场。

通过镜子练习、对自己的爱和正面肯定句,你可以滋养自己,并减轻此刻感受到的焦虑。你相信你值得在自己情绪化的生活中拥有平静和安宁吗?

请说这个肯定句:"我释放自己意识中那个造成我抗拒对我有益的一切的模式。我值得拥有美好的感觉。"

第 11 天的静心：你的疗愈之光

深入探看你的心的中央，找到一个小如针尖、有着瑰丽色彩的光，那颜色真美丽啊。那就是你的爱与疗愈能量的中心。看看那个小光点开始跳动。随着跳动，它不断扩展开来，直到充满你的心。想象这道光在身体内移动，移到头顶，以及脚趾和手指尖端。你因为这道美丽的彩光，因为你的爱与疗愈能量而闪闪发光。让整个身体跟着这道光振动，对自己说："随着每一次呼吸，我变得越来越健康。"

感觉这道光在清理你身体的疾病与不适，并允许身体再次变得充满生气而健康。接着，让这道光开始从你之内向四面八方发射出去，如此一来，你的疗愈能量就可触及每个有需要的人。将自己的爱与光、自己的疗愈能量分享给需要疗愈的人，真是莫大的荣幸。让你的光进入医院、养老院和孤儿院，进入监狱、精神病院和其他疗养机构，带去希望、启发和平静；让这道光进入你居住城市中的每个家庭。哪里有痛苦和磨难，就让你的爱与光、你的疗愈能量为那些需要的人带来抚慰。

挑选地球上的某个地方，作为你想帮助他人疗愈之处。这个地方可能远在天边，也可能就在转角处。将你的爱与光、你的疗愈能量集中于此，想象它达到平衡与和谐，想象它完整无缺。每天花几分钟，将你的爱、光与疗愈能量，传送到你挑选的这个地方。

　　我们给出去的，都将加倍回到我们身上。付出你的爱。事实就是如此。

第 12 天
克服恐惧
Overcoming Your Fear

今天你要学习解除恐惧对你的掌控力，

相信生命正在照顾你。

看着镜子，深呼吸一口气，给镜中那个回望你的美丽的人一个飞吻。每一天，你都变得更强大。感谢镜子帮助你释放过去，并为你反映出更多正面想法。生命爱你，我也是！

今天你的镜子练习要集中在一种情绪上，它阻碍你去爱自己、原谅他人，也让你无法过着你理应拥有的快乐人生。这种情绪就是"恐惧"。

恐惧化为战争、谋杀、贪婪和怀疑等形式，在今天的地球上蔓延。恐惧是缺乏对自己的信任，而当你可以克服恐惧，就会开始信任生命。你会开始相信，生命正在照顾你。

苏珊·杰弗斯（Susan Jeffers）在她的畅销著作《感到害怕还是要做》（*Feel the Fear...and Do It Anyway*）中如此写道："如果每个人面对生命中的新事物时都会感到害怕，但依然有那么多人就算害怕还是'去做了'，那我们一定可以说，恐惧并不是问题。"她认为，真正的问题不是恐惧本身，而是我们对它有多执着。面对恐惧，我们可以采取具有掌控力的姿态，或是无助的姿态。我们有恐惧这件事，变得无关紧要。

你给了恐惧多少力量？

某个恐惧的念头出现时，它其实只是想保护你。当你实际觉得害怕时，肾上腺素会狂飙，保护你不受危险侵害，而同样的道理适用于你在心智中制造出来的恐惧。

我建议你在做镜子练习时和你的恐惧说话。你可以说："我知道你想保护我。我很感激你想要帮助我，谢谢你。"对恐惧的念头表示感谢，谢谢它想要照顾你。

在做镜子练习时观察并处理恐惧，你会开始认清你不是你的恐惧。把恐惧想成你在电影银幕上看到的影像：你在银幕上看到的事物并非真的在那里，那些移动的影像只是一格一格、瞬间闪过的图片而已。你的恐惧会像那样快速来来去去，除非你坚持紧抓它们不放。

恐惧只是你心智设下的一种限制。你害怕生病、害怕失业、害怕失去所爱的人、害怕伴侣离开你，于是，恐惧变成一种防御机制。然而，做镜子练习强大多了，如此你就能停止在心智中一再创造令人害怕的情境。

我相信，在爱与恐惧之间，我们是有选择的。我们体验到对改变的恐惧、对不改变的恐惧、对未来的恐惧、对冒险的恐惧；我们害怕与人太过亲密，也害怕孤单；我们害怕让人知道自己需要什么，以及自己的真实面貌，也害怕放下过去。但是，心智没办法同时拥有两种相反的想法，而与恐惧相对的另一端，就是爱。爱是所有人都在寻找的奇迹创造者。当你爱自己，你就能照顾自己。

感到害怕时请自我提醒，这代表你不爱自己、不信任自己。认为自己不够好这个信念往往是恐惧的根源，但是当你全然地爱自己、认可自己时，就能开始克服恐惧。

尽一切努力让你的心、你的身体、你的心智变强大。向镜子和你的内在力量求助。

请说这个肯定句："一切都很好。每件事都会出现对我最好的结果。我很安全。爱是我的力量。唯有爱是真实的。"

第 12 天的镜子练习

1. 你现在体验到的最大恐惧是什么？写在一张便利贴上，然后贴在镜子的左边。向这份恐惧致谢，告诉它："我知道你想保护我。我很感激你想要帮助我，谢谢你。现在我要放下你了。我释放你，而我很安全。"接着，拿起这张便利贴，把它撕碎，丢进垃圾桶或丢到马桶里冲掉。无论你用什么方式摆脱恐惧，重点就是将之释放。

2. 再次看着镜子，重复这些肯定句："我爱，我信任。爱与生命都会眷顾我。我与创造我的力量是一体的。我很安全。我的世界里，一切安好。"

3. 现在看着镜子，观察自己的呼吸。害怕时，我们往往会屏住气息，所以如果感受到威胁或觉得害怕，请有意识地呼吸。做几次深呼吸，呼吸会打开你的内在空间，而这个空间就是你的力量所在。呼吸让你的脊椎伸直、胸腔打开，并让你柔软的心有空间扩展。

4. 继续自然地呼吸，并观察之。这么做的时候，请重复这些肯定句："我爱你，〔名字〕。我爱你，我真的爱你。我信任生命。生命提供我所需的一切。没有什么好害怕的，我很安全。一切都很好。"

第 12 天的记录练习

1. 在这几个标题之下写出你最大的恐惧各是什么：家庭、健康、工作、关系、财务。

2. 接着，针对你列出的每个恐惧写下至少一个正面肯定句。比方说，如果你写的是"我害怕自己会生病，然后没办法照顾自己"，那么肯定句就可以是："我永远可以吸引到我需要的所有帮助。"

第 12 天的心灵信息：

"我一直被完美地保护着。"

记住：当某个恐惧的念头出现时，它只是想保护你。请告诉恐惧："我很感激你想要帮助我。"接着，说一个肯定句，以处理那份特定的恐惧。承认并感谢恐惧，但别赋予它力量或重要性。

第 12 天的静心：
创造一个安全又充满爱的世界

把今天和每一天都当作学习的时机，一个新的开始。这是改变与成长的机会，可以让你的意识打开来接受新的层次，考虑新的想法、新的思考方式，并想象我们梦想中的世界。我们的想象有助于创造世界，请跟我一起用崭新且强大的方式看待自己和这个星球。

想象一个人人都拥有尊严的世界，一个无论种族或国籍，每个人都觉得拥有权利、觉得安全的世界。想象每个地方的孩子都被疼惜、被珍爱，不再有虐待儿童的事件。想象学校利用宝贵的时间教孩子们重要的事，像是如何爱自己、如何建立关系、如何当父母、如何处理金钱并拥有健全的财务。接着，想象医生们学会让大家保持健康且精力充沛，于是所有生病的人再次变得身心安康，疾病或不适成了过去的事。想象疼痛与痛苦消失，医院改建成了公寓大楼。

想象所有无家可归者都有人照顾，每个想要工作的人也都有工作可做。想象监狱在矫正人员和收容人员身上建立自我价值与自尊,使他们成为热爱生命、有责任感的公民。想象教会把"罪"和"罪咎"从教义中移除,支持教友表达出自身神性的庄严,找到他们最美善之处。想象政府真的关心人民,所有人都获得正义与宽容。想象所有商业行为回归诚实与公平,再无人知道贪婪。想象男人与女人给予彼此有尊严地活着的权利,所有暴力行为销声匿迹。想象纯净的水、营养的食物和干净的空气成为常态。

现在,让我们走到户外,感受洁净的雨水。而当雨停了,云层散去,太阳露出时,我们看见了美丽的彩虹。留意那干净的空气,嗅闻它清新的味道。看见溪流与湖泊中闪闪发光的水。留意那繁茂生长的植物:浓密的森林、丰富多彩的花,以及人人都能享用的水果与蔬菜。

想象全世界的人都享受着和平与富足的生活,和谐相处。当我们放下武器、打开心,看见评断、批判和偏见都成为过去,销声匿迹。想象边界消失,分离不再。想象所有人合而为一,成为真正互相关怀的兄弟姐妹。

想象这个星球,我们的大地母亲,被疗愈而完整无缺。随着地球松了一口气,和平重新执掌大地,自然灾害消散无踪。

想想你还希望在地球上看见哪些正面的事。当你持续在心中抱持这些念头并想象之，你就是在帮助创造这个安全又充满爱的新世界。

第 13 天
带着爱展开新的一天
Starting Your Day with Love

今天你会发现，你的早晨如何展开，将决定你这一天的经历如何。

你会学到正面的力量如何让一切变得更好。

恭喜！你已经完成这门课的前十二天了。你已经学会运用镜子练习这项工具改变自己的信念模式，并释放不健康的情绪。你是否开始感觉到镜子练习的力量，以及它能怎么改变你的人生了？

今天，你要学习利用镜子练习来帮助疗愈你生命的某些部分。让我们从你如何展开新的一天开始。你知不知道早上醒来后的第一个小时非常重要？你如何度过这个小时，将决定你这一天剩下的时间里会有什么样的经历。

你今天是如何展开新的一天？醒来时，从你嘴巴里说出来的第一句话是什么？你有没有抱怨？你是不是想着自己人生中出问题的地方？

你展开一天的方式，往往就是你过日子的方式。

第一眼看到浴室里的镜子时，你说的是什么？冲澡时你说的是什么？穿衣服时说的又是什么？出门上班时是什么状况？你是直接冲出门，或是先说几句好话？坐进车里时，你做了什么？你是用力甩上车门，怒吼着又要上班了，或是祝愿一路上交通顺畅？

有太多人的一天是这样开始的："该死！又是另一天，我又得起床了，真讨厌！"假如用很糟糕的方式展开新的一天，你绝不会拥有美好的一天，不可能。如果用尽全力让早上变得很糟糕，你接下来这一天都会过得很糟。

我有个执行多年的小仪式。早上醒来后，我会让身体舒服地蜷伏在床上，谢谢我的床让我一夜好眠。我会持续几分钟，同时以正面的想法展开这一天。我会这样告诉自己："这是美好的一天。这会是很棒的一天。"然后起床去浴室，感谢我的身体运作正常。

我还会花点时间伸展一下。我在浴室门口装了一根运动用的横杆，用来伸展整个身体。我会抓住横杆，把膝盖抬高到胸部三次，然后借由双臂挂在横杆上。我发现早上伸展身体对维持弹性和健康非常好。

伸展了几次之后，我会冲杯茶，带回床上喝。我爱我的床。我有个特制的床头板，它的角度让我可以靠在上面阅读或写作。

伸展身体和心智是我早上必做的事。然后，我才会真正起床。在面对接下来的一整天之前，我试着给自己两小时。我喜欢从容不迫地做事，我学会了慢慢来。

如果你是个忙碌的母亲或父亲，必须让小孩准备好去上学，或者你得很早就出门上班，那么，给自己一点时间以正确的方式展开一天就很重要了。我宁愿早点起床，让自己早上可以有这段额外的时间。就算只给自己十或十五分钟，也绝对有必要，因为这是你照顾自己的时间。

起床时，进行一个你觉得很好的仪式，并对自己说一些让你感觉良好的话很重要。尽可能为自己开启最棒的一天。你不需要突然在生活中做出这些改变，只要挑一个早上进行的仪式，从那里开始就好。然后，一旦熟悉这个仪式，就再挑一个来持续练习。别让自己太累，记住：重点是让自己感觉很好。

请说这个肯定句："今天，我创造了美好的新的一天，以及一个美好的新未来。"

第 13 天的镜子练习

① 早上醒来睁开眼睛，就先对自己说这些肯定句："早安，我的床，谢谢你这么舒服，我爱你。这是受到祝福的一天，一切都很好，我有时间把今天该做的事做完。"

② 现在，花几分钟放松，让这些肯定句流过你的头脑，然后感觉它们流过你的心和你身体其他部位。

③ 准备好要起床时，先去浴室的镜子前。深深凝视你的双眼，对镜中那个回望你，且美丽、快乐、放松的人微笑吧！

④ 看着镜子，说这些肯定句："早安，〔名字〕。我爱你，我真的、真的爱你。今天有很棒的经历等着我们。"接着，对自己说一些好话，例如："噢，你今天看起来真棒。你拥有最美的微笑。祝你今天有非常美好的一天。"

第 13 天的记录练习

①　为自己创造一个早晨仪式。写下你可以采取哪些步骤，让你的早晨以一种正面、快乐、可以提供支持的方式展开。

②　针对晨间仪式的每个步骤写下两三个肯定句。写下穿衣服时的肯定句做早餐时的肯定句，以及坐进车里、开车去上班时的肯定句。

第 13 天的心灵信息：

"我开启新的生命之门。"

你正站在生命的走廊上，身后有许多道已经被关上的门，这些门代表你不再做、不再说、不再想的事，以及你不会再经历的状况。前方则是一条有着无数道门的走廊，每道门都通往一个新的体验。

向前走时，想象自己打开那些你想要拥有的美好体验的门。想象自己打开通往喜悦、平静、疗愈、成功与爱的门，通往理解、慈悲与宽恕的门，通往自由的门，通往自我价值与自尊的门，通往爱自己的门。这些全在你面前，你想先打开哪一道门？

相信你内在的向导会以对你最好的方式带领你，而你的灵性成长也会持续开展。无论哪一道门开了、哪一道门关了，你永远都很安全。

第 13 天的静心：爱的正面肯定句

让你的意识充满这些肯定句，并知道它们对你而言会成真。经常带着喜悦练习说这些肯定句：

我不时询问我所爱的人，我要如何多爱他们一点。

我选择带着爱的眼光清楚地看。我爱我所见的一切。

我将爱与恋情吸引到生命中，而且现在就接受。

爱无所不在，而喜悦充满我整个世界。

我为了每天遇到的爱而欣喜。

我很自在地看着镜子说："我爱你，我真的、真的爱你。"

我现在值得拥有爱、恋情、喜悦，以及生命要给我的所有美好事物。

我被爱包围。一切安好。

我和一个真正爱我的人拥有一段愉快、亲密的关系。

我很美，所有人都爱我。

无论到哪里，我都能遇到爱。

我只吸引健康的关系。我永远都被人善待。

我非常感谢自己在生命中拥有的爱。我到处都可以找到爱。

第 14 天
爱自己：回顾第二周

Loving Yourself: A Review of Your Second Week

今天你要回顾镜子练习的进展，

并学习在这一路上给自己更多时间和鼓励。

亲爱的，我真以你为骄傲！现在来到第二周的尾声，而你站在镜子朋友前面，每天练习并学习许多你可以将更多爱带回生命里的方法！你值得拥有爱、喜悦，以及生命要给你的所有美好事物。

你也许还是觉得做镜子练习有点蠢或不自在。没关系，我建议你每天着手做新练习时对自己要有耐心。改变可能很困难，也可能很容易。要记住，这是一段爱自己与接纳自己的旅程，要感谢自己付出的所有努力。

你已经完成了好多目标。你看见镜子帮助你变得更容易察觉到自己说的话、做的事；你正学着放下对你无用的事物；你变得更容易察觉自我对话，仔细聆听自己所说的话，并学习将它们转为正面肯定句；你也努力地将内在批判者转为粉丝，它会赞美你的努力，以及你对改变的投入。干得好！

你的内在小孩在过去这一周是两个课题的主角，你也很勇敢地面对、处理。给自己一个大大的欢呼！你把自己介绍给内在小孩，开始了解这个小家伙的感受。此外，你还找时间把这个孩子抱在怀中，让他知道他很安全、他是有人爱的。你跨出了爱自己的这一大步，我真为你感到骄傲。

完成前 14 天的课程之后，你发现自己的身体是如何反映出你内在的想法和信念。你开始把注意力放在身体发出的信息，开始以身体所需、充满爱的营养物——鼓励性的想法和正面肯定句——去喂养身体。此外你也注意到，表达出自己真正的感受和情绪时，那种感觉真好，就算是负面情绪也一样。你还要恭喜自己努力练习释放对他人的愤怒，这是个非常有疗愈作用的经历，绝对可以改变你的人生。

而借由观察自身恐惧，并且在做镜子练习时处理它们，你学会了这一周非常重要的一课：你不是你的恐惧。恐惧只是你的心智设下的限制，在爱与恐惧之间，你永远有选择。

你这一周也一直在练习我很喜欢的一个法则：你展开一天的方式，往往就是你过日子的方式。我很高兴知道你努力以充满爱的想法开始新的一天，这为你接下来美好的一整天设定了正面基调。

看到你在 14 天里学会多少东西了吗？继续给自己鼓励，完成镜子练习带来的这个崭新体验。要知道，我一直在你身边陪着你。

请说这个肯定句："世界，我在这里，敞开来接受镜子练习正在教我的所有美好事物。"

第 14 天的镜子练习

1. 找一张你小时候真的觉得很快乐时拍的照片。也许是在你的生日派对拍的，也许是和朋友一起做某件事时拍的，也许是去某个你很喜欢的地方玩时拍的。

2. 将这张照片贴在浴室的镜子上。

3. 跟照片里生气勃勃的快乐小孩说话。告诉这个孩子，你多么想要再次拥有那样的感觉。跟内在小孩讨论你的真实感受，以及是什么在阻止你前进。

4. 对自己说这些肯定句："我愿意放下所有的恐惧。我很安全。我爱我的内在小孩。我爱你。我很快乐，我很满足，而且我是被爱的。"

5. 重复这些肯定句十次。

第 14 天的记录练习

1. 拿出日志，翻到你第七天做的练习。

2. 读一读你那天做完镜子练习后写下的感觉和观察到的事。

3. 在新的一页写下你今天做完第二周的镜子练习后有什么感觉、观察到什么。镜子练习是否变容易了？看着镜子时，你是否觉得比较自在了？

4. 写下你在镜子练习中做得最成功的部分。接着，写下你碰到最多麻烦的部分。

5. 创造一个新的镜子练习和肯定句，帮助你克服遭遇阻碍的那些地方。

第 14 天的心灵信息：

"我愿意只看着自己的伟大之处。"

选择从心智与人生中消除所有负面、破坏性和恐惧的概念与想法，不再去听、去成为有害思想或对话的一部分。今天，没有人可以伤害你，因为你拒绝相信自己会被伤害。你拒绝让自己沉溺在破坏性的情绪里，无论那些情绪看起来多么情有可原。你超越任何试图让你生气或害怕的事，破坏性的想法完全无法影响你。

你只想、只说你希望在生命中创造的事物。你完全可以胜任你必须去做的事。你与创造你的力量是一体的。你很安全。你的世界里，一切安好。

第 14 天的静心：感受你的力量

张开双臂，用爱来欢迎这新的一天。去感受自己的力量。感受你呼吸的力量，感受你声音的力量，感受你爱的力量，感受你宽恕的力量，感受你的改变意愿的力量。

你很美，你是个神圣、伟大的存有。你值得所有的美好——不是一些美好，是所有美好。去感受自己的力量并与之和平共存，因为你很安全。

第 15 天

原谅自己与那些伤害过你的人

Forgiving Yourself and Those
Who Have Hurt You

今天的课题是关于原谅：

原谅自己与伤害过你的人，因而敞开心扉接受爱自己的新层次。

过去的两周，你努力练习释放许多阻碍你的旧信念。我知道那并不容易，所以给自己几分钟来庆贺你的进步吧。今天看着镜子的感觉如何？是否觉得整个人轻松许多？深深吸一口气，然后，把气吐出来，说："啊！我正在放下过去，这感觉真好！"

原谅对所有人来说都是个困难的领域。我们累积了束缚自己许多年的这些阻碍，握住我的手，让我们一起努力学习原谅自己和那些伤害过我们的人。你一定能做到。

原谅可以让我们打开心去爱自己。如果没办法爱自己，你可能是被困在无法原谅人的状态中。许多人长年带着怨恨，因为某人对自己做的事而自以为是正义的一方。我称之为"坐进自以为正义的怨恨牢笼"。我们是没有错，但我们也快乐不起来。

你也许不同意，你会说："可是你不知道那个人对我做了什么，那是不可原谅的。"不愿意原谅是件对自己很糟糕的事，愤恨的情绪就像每天吞下一匙毒药，日积月累下来会对你造成伤害。当你让自己被过去束缚，你就不可能健康，不可能自由。

你可以学习的一项非常重要的心灵功课，就是了解每个人在任何时刻都尽了最大的努力。人只能依据自己的理解、觉知和知识行事，那些恶劣对待他人的人，童年时期一定也曾遭受虐待。暴力程度越高，他们内在的痛苦越深，做出来的事情也越狂暴。

这不是说他们的所作所为可以接受或情有可原，然而，为了自己的心灵成长，你一定要意识到他们的痛苦。

你紧抓不放的事件已经结束——也许老早就结束了。放下吧，让自己自由。走出你为自己建造的牢笼，走进生命的阳光里。如果状况持续不变，问问自己，为什么你这么不看重自己，还在忍受这种事？为什么你要停留在这样的状态？

你是有选择的：你可以继续受困，继续愤恨难平，或者，你可以帮自己一个忙，原谅并放下过去，然后向前走，创造快乐又充实的人生。你可以自由地让人生变成你想要的模样，因为你有选择的自由。

今天这堂课的目的是要帮助你将自尊提升到你只允许充满爱的体验进入自己的人生。请不要把时间浪费在报复，这是行不通的，你给出去的一定会回到你身上。所以，放下过去，现在就努力去爱自己，然后，你就可以拥有美好的未来。

我学到非常有价值的一课，就是当你要原谅时，不需要走到事件相关人士面前，跟他们说"我原谅你"。有时你会想要这样做，但不是一定要。"原谅"这件事最主要的工作，是在心里及镜子前面完成的。

记住，原谅很少是为了他人，而是为了你自己。

很多人告诉我，他们真正原谅了某个人，接着一两个月后，他们就接到对方请求原谅的电话或电子邮件。这种状况似乎最常发生在对着镜子做了原谅功课之后。所以，在做今天的镜子练习时，让自己深刻地体会内心的感受吧。

请说这个肯定句："当我原谅自己，原谅别人也变得比较容易了。"

第 15 天的镜子练习

　　我认为在镜子前面做原谅功课最有好处。建议你找一面你可以舒服地坐在前面的镜子，像我就喜欢用我卧室门后方的那面长挂镜。给自己一些时间做这个练习。你可能想要经常做，因为大部分人都有许多人得原谅。

1. 坐在镜子前，闭上眼睛。做几次深呼吸，感觉自己稳稳地坐在椅子上。

2. 想着那些伤害过你的人，让他们经过你的脑海。现在，睁开眼睛，开始跟他们其中一个人说话——大声地说。例如：

3. "你深深伤害了我。我以为自己永远无法释怀，但是，我不会再被困在过去了。我愿意原谅你。"如果你还说不出这样的话，就只要说这个肯定句："我愿意。"只要你有意愿，就能朝着原谅的方向前进。

　　深呼吸，然后对那个人说："我原谅你。我让你自由。"

　　再深呼吸一次，然后说："你自由了。我也自由了。"

4. 注意自己的感受。你可能觉得有所抗拒，也可能觉得松了一口气。如果感受到抗拒，只要深呼吸，然后说这个肯定句：

"我愿意释放所有抗拒。"

5. 随着你持续做这个练习——今天或改天——你可以增加你想原谅的人。记住：原谅并非一个事件，而是一个过程。你也许得在一个人身上多花一些时间持续练习，每一次都多原谅一点。

你今天或许可以原谅好几个人，亦或许只能原谅一个。这都没有关系，无论你用什么方式做这个练习，对你来说都是正确的。你的表现展于世上。有时，原谅就像剥洋葱，如果实在太多层了，就把洋葱放个一两天。你随时可以再回来剥下一层。感谢自己，谢谢你愿意做这个练习。你已经渐渐好转了。

第 15 天的记录练习

1. 播放轻柔的音乐——让你觉得放松和平静的音乐。现在，拿出日志和笔，让思绪漫游。

2. 回到过去，想想所有让你对自己生气的事，把它们写下来，全部写下来。你可能会发现，你从来没有原谅自己在小学一年级尿湿裤子而蒙受羞辱的事。这个包袱你背了好久啊！

3. 现在，针对你列出的每一件事写一个正面肯定句。如果你写的是"我永远无法原谅自己〔事件〕"，那么，肯定句就可以是："这是崭新的一刻，我可以自由地放下了。"记住，原谅别人有时比原谅自己容易。我们往往要求自己必须完美，对自己比对他人严苛。不过，是时候超越这种旧态度了。原谅自己，放下，给自己空间去自然、自由地展现。

4. 现在，放下日志，到外面去——去海滩、公园，或是空地——让自己跑起来。不是慢跑，是狂奔，疯狂而自由地奔跑。翻几个筋斗，沿着街道边跑边跳，同时让自己大笑出声！带着你的内在小孩一起出去玩乐。万一有人看到你怎么办？管他呢，这是你的自由！

第 15 天的心灵信息：

"我可以原谅。"

　　我与生命是一体的，生命爱我、支持我。因此，我宣告自己有一颗充满了爱、开放的心。所有人在任何时刻都尽了最大的努力，我也是。过去的，已经过去了，我不是我的父母，也不是他们的怨恨模式。我就是独一无二的我，而我选择打开自己的心，让爱、慈悲与理解进来，冲走过去的所有痛苦记忆。我是自由的，想成为什么都可以。这是我存在的真相，我如实地接受它。我的生命里，一切安好。

第 15 天的静心：原谅

这里有一些关于原谅的正面肯定句，请经常重复地说：

我的心门朝内开启。我通过原谅走向爱。

当我改变想法，我周遭的世界也跟着改变。

过去已经过去，无法影响现在。我此刻的想法创造了我的未来。

当个受害者一点也不好玩。我拒绝再这样无助，我要拿回自己的力量。

我给自己"摆脱过去"这份礼物，并带着喜悦走进现在。

没有任何问题大到或小到无法用爱解决。

我已经准备好要被疗愈，我愿意原谅，而一切都很好。

我知道旧有的那些负面模式不再束缚我，我轻轻松松地释放了它们。

当我原谅自己，原谅别人也变得比较容易了。

我原谅自己并不完美。我以自己所知最好的方式过生活。

现在的我很安全，可以释放所有童年时期的创伤，走进爱里。

我原谅过去那些我认为做错事的人。我带着爱释放他们。

眼前所有人生的变化都是正面的，我很安全。

第 16 天
疗愈你的关系
Healing Your Relationships

今天你要学习放开旧爱、疗愈破裂的关系,

然后开始寻找新的爱。

原谅是所有人都在寻找的奇迹解药，今天你可能觉得更轻松、更美好了。为你的自由庆贺一番，并且用爱围绕自己吧。

事实上，爱是今天的主题。你也许想要释放一份旧爱或疗愈一段破裂的关系，或者，你也许正在寻找一份新的爱。我要你现在看着镜子。你有没有看到那个正在看着你的人？那个人很美好、充满了爱，而且是你认识的人里面最重要的一个：你自己！

想要疗愈某段关系，就必须先改善你与自己的关系。如果你都不想跟自己在一起了，别人会怎么想？当你跟自己在一起很快乐时，你和其他所有人的关系都会有所改善。快乐的人非常有吸引力，若想拥有更多爱，那么你必须更爱自己。就是这么简单。

这意味着不批评、不抱怨、不责怪、不发牢骚、不选择觉得孤单。也就是说，对此刻的自己非常满意，并选择那些让你现在感觉良好的想法。

体验爱的方式不止一种，每个人不尽相同。对某些人来说，想要真正体验到爱，必须通过拥抱和触摸来感觉；有些人需要听到"我爱你"这几个字；有些人则必须看到爱的具体展现，例如一束花。而我们喜欢的接收爱的方式，往往也是我们表达爱最自在的方式。

建议你每天持续用镜子来练习爱自己，只要有时间，就对自己说那些充满爱的肯定句。展现你对自己越来越浓的爱，以浪漫与爱款待自己，宠爱自己，让自己知道你有多特别。生命总是会将我们的内在感受反映回我们身上，当你培养出内在的爱与浪漫，那个能够分享你与日俱增亲密感的人、那个对的人，就会像磁铁一样被吸引到你身边。

如果想要从孤独的思维转换到满足的思维，就必须于内在和周遭创造一种充满爱的心理氛围。让所有关于爱与浪漫的负面念头渐渐消失，转而想着与你遇见的每一个人分享爱、认可和接纳。

真正爱自己时，你会保持归于中心、平静、安心，而你与家人、与同事的关系会十分美好。你会发现自己对周遭人事物的反应变得不同，那些对你来说曾经至关重要的事，看起来没那么重要了。会有新的人进入你的生命，而有些旧人也许会离开。一开始可能让人很害怕，但也可能令人耳目一新、兴奋不已。

记住：当你想着愉快的念头，你就会是个快乐的人。每个人都想跟你在一起，你所有的关系都会改善，并蓬勃发展。

请说这个肯定句："我的存在的中心深处，有一口源源不绝的爱之井。我就是爱。"

第 16 天的镜子练习

1. 回到你在第二天做的镜子练习。

2. 站在镜子前。

3. 深深凝视你的双眼，说出这个肯定句："我爱你，我真的爱你。"

4. 这次把你的名字放进去，深深凝视你的双眼，说："我爱你，〔名字〕，我真的爱你。"这个肯定句值得一再重复。

5. 如果你在关系里遭遇困难，请凝视自己的双眼，深呼吸，然后说："我愿意放开我对那些无法滋养我、支持我的关系的需求。"对着镜子重复五次，每次说的时候，都赋予它更多意义。此外，请边说边想着你遭遇问题的那些关系。

第 16 天的记录练习

1. 在日志里写下你小时候如何体验到爱。你有没有看见父母表达爱与情感？你在长大过程中是否经常被拥抱？在你家里，爱是否被隐藏在争吵、哭泣或沉默的背后？

2. 写下十个爱的肯定句，并在镜子前面练习说。这里提供一些范例："我值得拥有爱。""我越是敞开来接受爱，我就越安全。""今天我记住，生命爱我。""我让爱在完美的时间点找到我。"

3. 写下十件你爱做的事，挑选其中五件，今天就去做。

4. 花几个小时宠爱自己：买花送给自己，请自己吃一顿健康的大餐，让自己知道你有多特别。

5. 这周的每一天都重复做步骤三！

第 16 天的心灵信息：

"我住在爱的圆圈中。"

把家人放进一个爱的圆圈里，无论他们是否还活在世上。扩大这个圆圈，将朋友、你所爱的人、同事、过去认识的所有人，以及你想原谅却不知如何原谅的人，全部圈进来。带着对双方的尊重与关怀，肯定你与他们每个人都拥有美好和谐的关系。

知道你可以活得有尊严、平静、充满喜悦。让这个爱的圆圈围住整个地球，并且打开你的心，如此一来，你的内在就有空间容纳无条件的爱。

第 16 天的静心：爱就是疗愈

爱是最强大的疗愈力量。将大量的抚慰、接纳、支持与爱传送给你认识的所有人，并且了解到，当你把这些想法传送出去时，你也会接收到它们作为回报。

设想一个爱的圆圈，里面包含了你的家人（无论在世与否）、朋友、同事，以及你过去认识的每一个人。把自己也放进圆圈里。你值得被爱，你很美，你很有力量。敞开自己接受一切美好，以及你内在无条件的爱。请说以下这些肯定句：

我敞开自己接受爱。

我愿意去爱，也愿意被爱。

我看见自己很成功。我看见自己很健康。我看见自己的志向有创造性地被实现。

我拥有美好和谐的关系，在这些关系里，双方彼此尊重、彼此关怀。

第 17 天
活得没有压力

Living Stress Free

压力是对生命及其接连不断的变化感到恐惧的反应。

今天，你要学习让自己不再觉得压力沉重。

从大家的来信，以及在我脸书上的留言，我发现许多人都与生活中的众多压力苦苦搏斗。你知道为什么你觉得压力如此沉重吗？

压力是对生命及其无可避免的持续变化感到恐惧的反应。"压力"这个词已经成了流行语——我们把它当作不为自己的感觉（尤其是恐惧）负责任的借口。但是，如果能将压力与恐惧画上等号——并了解觉得压力很大其实是种恐惧反应——你就可以开始消除自己对生活中的压力的需求了。

一个平静、放松的人既不害怕，也没有压力。所以，如果你觉得有压力，问问自己到底在害怕什么。大部分人都有一张长长的忧虑清单，里头列出的项目可能有工作、金钱、家庭，以及最重要的健康。你的担忧应该转换成如何消除恐惧，在觉得安全无虞的状态下生活。你可以从镜子练习和说正面肯定句开始。这么做的时候，你就能以正面思想取代限制性的负面想法，创造出平静、喜悦、和谐、没有压力的人生。

我非常喜欢用这个说法：所有的可能性。这是我年轻时从纽约的一位老师那里学到的。这个说法总是能提供一个起点，让我的心智超越我以为的"可能"——远远超越我从小到大抱持的种种限制性信念。

小时候我并不了解，大人对我的批评有太多根本不是我应得的。那是他们对充满压力或教人失望的一天产生的反应。但是，我相信他们对我的批评是真的，而这些我将之内化的负面想法和信念，成了多年来制约我人生的限制。我外表看起来也许不是很奇怪、很笨或很蠢，但我内心确实这样觉得。

　　我们对生命、对自己的信念，大部分在 5 岁左右就成形了。青少年时期也许会增加一点，然后年纪再大一点时也许又多一些些，但整体来说几乎没有什么改变。如果我问你为什么会抱持某个信念，你八九不离十会追溯到小时候做的某个决定。

　　所以，我们活在自己五岁时的意识的种种限制中，而这些限制往往会阻止我们去体验并呈现所有的可能性。我们会这样想："我不够聪明。我的组织能力不好。我要做的事情太多了。我没有足够的时间。"你们之中有多少人正在让限制性信念拦住你？

　　你可以选择接受这些限制，或是超越它们。记住：你感受到的限制只存在你的心智里，与现实完全无关。当你学会抛弃限制性信念，允许自己进入所有的可能性之中，你会发现，你已经够好了。你拥有把事情做好的能力，你可以处理手上的任何事，也有足够的时间。你可以看见各式各样的可能性，而且绝对有能力去做了不起的事。

请说这个肯定句："我一天比一天更有自信、更驾轻就熟。我的能力没有极限。"

第 17 天的镜子练习

1. 坐在一张舒服的椅子上，双手放在大腿上，双脚平放在地板上。现在，闭上眼睛，做三次长长的深呼吸。慢慢地吸气、吐气，吸气、吐气。想象你把紧张和恐惧像大衣一样穿在身上。想象你解开钮扣，从肩膀开始把大衣往下脱，滑过手臂，最后让它掉落在地板上。感觉所有恐惧和紧张都从你的身体向外流，感觉肌肉放松了。让你整个身体都放松。

2. 现在，拿起随身携带的镜子，深深凝视你的双眼，说："我释放所有恐惧。我释放所有紧张。我很平静。摆脱压力是神赐予我的权利。"持续复诵这些肯定句。

3. 闭上眼睛，再花几分钟深呼吸。重复这些肯定句："我相信自己。我是有能力的人。我做得到。我可以处理出现在我面前的任何事。我相信各种可能性。"

4. 今天一整天里，只要看见自己的映像，就重复这些肯定句："我很平静。我有足够的时间。我轻松且毫不费力地随着生命流动。"

第 17 天的记录练习

1. 闭上眼睛，回到过去，看见 5 岁时的你。你在什么地方？学校？家里？你喜欢做什么？你如何看待这个世界？睁开眼睛，写下浮现在你脑海中的任何东西。

2. 你记得你 5 岁时有哪些忧虑或负面信念吗？你记得任何受伤的感觉吗？把它们全部写下来。

3. 在你于步骤二列出的所有负面信念旁，写下你之所以有这些信念的真正原因。也许是你父母那天工作很不顺利，所以对你说了些并不真实的话；也许是你小时候某个不被爱的朋友把气出在你身上。在日志里写下你所有的想法。

4. 列出这一周让你产生压力的几件事。其中有任何一件事跟你 5 岁时的限制性思维有关吗？花些时间把你最深层的想法和反思写下来。

第 17 天的心灵信息：

"我体验到我内在所有的可能性。"

对你来说，何谓"所有的可能性"？把它想成"超越所有限制"吧。让你的心智超越"这不可能做到""这样行不通""时间不够""阻碍太多了"之类的想法。

想想看，你有多常表达出下面这些限制："因为我是女人，所以这个我做不到。""因为我是男人，所以没办法那样做。""我没有做这件事的能力。"你抓住种种限制不放，因为它们对你很重要。但是，限制会阻止你去呈现并体验所有的可能性。每次想着"我不行"，你就是在限制自己。今天，你是否愿意超越你相信的一切？

第 17 天的静心：
让你活得没有压力的肯定句

充满恐惧的负面思维只会为你的人生带来更多压力。这里有一些无论身在何处——在镜子前、车上、办公桌前——只要负面想法开始浮现，就可以对自己说的肯定句：

我放下所有恐惧和疑虑，生命对我而言变得简单又不费力。

我为自己创造了一个没有压力的世界。

我慢慢地吸气、吐气，而随着每一次呼吸，我越来越放松。

我是有能力的人，可以处理出现在我面前的任何事。

我归于中心、很专注，每一天都觉得越来越有安全感。

我表达自己的感受很安全。

在任何状况下我都可以保持平静。

我相信自己可以处理这一天出现的任何问题。

我了解压力只是恐惧。现在，我释放所有的恐惧。

第 18 天
接收你的富足

Receiving Your Prosperity

你是不是一块吸引奇迹、金钱、富足与丰盛的磁铁?

今天你会知道,当你敞开来接受时,会变成什么模样。

这是个好时机，可以回头看看你一开始做镜子练习时在日志里写下的笔记。你有没有看见自己学到了好多东西？你有没有发现你在对着镜子里的自己说肯定句时，已经自在很多了？你是块吸引奇迹的磁铁！

你相不相信，你也是一块吸引金钱、富足与丰盛的磁铁？这个世界有太多的丰盛等着你去体验，有多到你花不完的钱，有多到你无法想象的喜悦，有多到你无法一一认识的人。如果充分了解这一点，你就会明白，你可以拥有你需要及渴望的一切。

我们内在的力量愿意立刻实现我们最热切的梦想，并给予我们取之不尽的丰盛。你是否敞开来要接收了？如果你想要某样事物，宇宙不会说："我会好好想想。"它会立刻响应，把东西送来给你。然而，你必须敞开来并准备好，才接收得到。

我注意到，有些来听我演讲的人坐下来时双臂会环抱在胸前，这样如何让任何事物进来？敞开双臂是个很好的姿势，可以让宇宙注意到，并有所回应。

我邀请你现在就这样做。站起来，张开双臂，然后说："我敞开自己，乐于接受宇宙中所有的美好与丰盛。"现在，去屋顶大声喊给每一个人听！

富足可以代表很多事物——金钱、爱、成功、安逸、美丽、时间、知识。借由谈论和想着自己的丰盛，你创造了富足。你无法通过谈论和想着自己有所缺乏而创造出富足，当你专注于匮乏时，只会创造出更多匮乏的状态。贫穷思维会带来更多贫穷，感恩思维则会带来更多丰盛。

镜子练习是非常强大的工具，有助于将更多富足带入你的人生。当你允许宇宙的丰盛流经你的种种体验，就能接收到你渴望的一切。而你要做的，就是进行镜子练习而已！

无论你给出什么，都会回到你身上，永远如此。向生命拿取，生命也会向你拿取，就这么简单。你也许觉得自己并没有偷拿，但你算过自己从办公室带回家的回形针和邮票吗？你是不是会偷时间或掠夺他人的尊严？这一切都在告诉宇宙："我不配拥有生命中的美好，得用偷的才行。"

要意识到这类可能阻碍你生命中金钱与富足之流的信念，然后，利用镜子练习来改变这些信念，并创造出新的丰盛思维。如果有金钱上的问题，最好的方法就是培养富足思维。

这里提供两个我用了许多年、对我很有用的富足肯定句，在你身上也一样行得通："我的收入持续增加。""无论转向何处，我都很富足。"

生活中有好事发生时，对它说："好！"敞开来接受美好事物，对你的世界说："好！"机会和富足会因此增加百倍。一天一次，张开双臂站着，开心地说："我敞开自己，乐于接受宇宙中所有的丰盛。谢谢你，生命。"生命会听见你说的话，并有所回应。

第 18 天的镜子练习

1. 今天你的镜子练习要聚焦在接收你的富足。站起来，张开双臂说："我敞开自己，乐于接受所有的美好。"

2. 现在，对着镜子再说一次："我敞开自己，乐于接受所有的美好。"让这句话从你的心流出来："我敞开自己，乐于接受所有的美好。"

3. 再重复这个肯定句十次。

4. 注意你有什么感受。有获得解放的感觉吗？每天早上都做这个练习，直到你的镜子练习课程全部结束为止。这是增加你的富足意识非常好的方法。

第 18 天的记录练习

1. 你对金钱的信念是什么？回到镜子前，凝视你的双眼，然后说："我对金钱最大的恐惧是〔填入你的恐惧〕。"写下答案，以及你为什么会这么想。

2. 你小时候对于"金钱"都学到些什么？那时你家里的财务是如何处理的？你现在如何处理金钱？写下你的想法。你是否看见任何模式？

3. 现在来写一些东西，好让自己转移到富足思维。写下若能拥有你一直想要的一切会是什么感觉。你想要些什么？那时你的人生会是什么模样？你会去哪里旅行？你会做些什么？去感觉、去享受，发挥创意，让自己玩得愉快！

第 18 天的心灵信息:

"我凡事都说'好'。"

我知道我与所有的生命是一体的。我被无限智慧围绕、充满，因此，我全心依赖宇宙以各种正面的方式支持我。我可能需要的一切，都已经在这里等着我了。这个星球上有我吃都吃不完的食物，有我怎么花也花不完的钱，有多到我无法一一认识的人，有多到我体验不完的爱，有多到我无法想象的喜悦。这个世界拥有我需要及渴望的一切，我全部都可以享用、可以拥有。

一体的无限心智、一体的无限智慧永远对我说"好"。无论我选择相信什么、想什么、说什么，宇宙总是说"好"。我不浪费时间在负面思想或负面事物上，我选择以最正面的方式看待自己和人生。

我对机会和富足说"好"，对所有的美好说"好"。我是个凡事说"好"的人，生活在一个永远说"好"的世界，宇宙总是以"好"来响应我，我因此欢欣不已。

我很感激自己和宇宙智慧是一体的，并有宇宙力量做后盾。

第 18 天的静心：接收富足

你无法通过谈论和想着自己缺乏金钱而创造富足，这么做只是浪费你的思维，而且无法为你带来丰盛。老是想着匮乏，只会创造出更多匮乏的状态。贫穷思维会带来更多贫穷，感恩思维则会带来丰盛。

有几种态度和肯定句保证一定无法让人富足。因为别人有钱而怨恨他们，只会在你与自己的富足之流中间筑起一道墙。而"钱永远不够""钱花得比赚得快"之类的负面肯定句，是很糟糕的贫穷思维。宇宙只会响应你相信的自己、你相信的人生。仔细检视你对金钱有哪些负面想法，然后下定决心丢掉。它们过去没有帮上你的忙，未来也不会对你有好处。

你可以偶尔买张彩票玩玩，但不要太认真地想要赢得头奖，以为这样就能解决你的问题。这是种匮乏思维，不会创造出持久的美好。赢得彩票头奖很少为任何人的生命带来正面改变，事实上，大多数头奖得主都在两年内几乎花光所有的奖金，而且财务状况往往比中奖之前更糟。如果你以为赢得头奖便能解决你所有的问题，就大错特错了，因为这没有改变你的意识。事实上，你正在告诉世界："我不配拥有生命中的美好事物，除了那些侥幸得到的。"如果改变思维，允许世界的丰盛流经你的体验，你就能拥有你认为彩票头奖可以带给你的一切，还能长久保持，因为它们是借由意识而成为你的所有物。

"肯定""宣告""值得拥有"及"允许"这几个步骤，可以吸引远比彩票头奖更大的财富。敞开意识接受新的金钱观念，钱就会是你的。

若想将更多金钱与富足带进自己的人生，请带着情感复诵下面这些肯定句：

我是个吸引金钱的磁铁。各种富足都被吸引到我身边。

工作时，我深深感恩，也获得很好的报偿。

我生活在一个充满了爱、丰盛、和谐的宇宙中，对此我深深感谢。

我愿意接受无所不在的无限富足。

吸引力法则只把美好事物带进我的人生。我从贫穷思维转移到富足思维，而我的财务状况也反映了这个改变。

每个地方、每个人，都为我带来美好的事物。

我对生命中所有的美好表达感恩之意。每个日子都为我带来美好的、新的惊喜。

我带着爱付账，而我开出每一张支票时，都充满喜悦。丰盛自由地流经我。

我值得拥有最好的，而我现在接受最好的。

我释放对金钱的所有抗拒，允许金钱愉悦地涌入我的人生。每个地方、每个人，都为我带来美好的事物。

第 19 天
以感恩的态度生活
Living Your Attitude of Gratitude

今天要专心感谢生命，感谢它给予的所有礼物，

同时要学习每天都以感恩的态度生活。

你知道富足与感恩密不可分吗？我一直很感谢自己和宇宙智慧是一体的，并有宇宙力量做后盾。我发现宇宙喜欢感恩的态度，越是感恩，你就能获得越多好东西。我所谓的"好东西"，指的不只是物质事物，而是所有让人生如此美好且值得过的人、地方和体验。

你知道当人生充满了爱、喜悦、健康和创造力，而且你开车时一路绿灯，接着又顺利找到车位时，感觉会有多棒吗？我们的人生本来就应该是这样。如果抱持感恩的心，这就是我们的人生会有的模样。宇宙是非常慷慨、富有的给予者，而且它喜欢被人感谢。

想想你送朋友礼物时的感觉。如果这个人看着礼物皱起眉头，或者说"这跟我不搭"或"我不用这种东西"之类的话，那你大概不会想要再送这个人礼物。但是，如果你的朋友双眼闪闪发光，很开心、很感谢你，那你每次看到对方喜欢的东西，就会想要买来送给他。

好长一段时间以来，我在接受各种赞美与礼物时都会这么想："我以愉快、喜悦及感恩的心情将它收下。"我知道宇宙喜欢这样的说法，而我也不断收到各种很棒的礼物！

从醒来那一刻就怀抱感恩的心。如果用"床啊，谢谢你，我昨晚睡得真好"这句话展开新的一天，从这里开始，你会想到更多值得感恩的事物。到了真正从床上爬起来时，我大概已经对我生命中八十到一百个不同的人、事、地方和体验表达感谢之意了。

晚上睡觉前，回顾你的这一天，祝福并感谢你经历的一切——就算是充满挑战性的经历。如果觉得自己犯了错，或是做了个不是那么好的决定，原谅你自己。

对你学到的所有功课表达感谢，即使是痛苦的教训。它们都是给你的小小宝藏，当你从中学到些什么时，你的人生就会变得更好。如果看到自己的黑暗面，要感到欣喜，这代表你已经准备好要放下一直在阻碍你的某样东西。这时候，你可以说："谢谢你让我看到这个，这样我就可以疗愈它，然后继续前行。"

今天，还有每一天，尽可能花许多时间来感谢你生命中所有的美好。假如你现在的人生中几乎没什么美好事物，会增加的；如果你现在的人生十分丰盛，美好事物还会持续增加。这是个双赢局面。你很快乐，宇宙也很快乐。这种感恩的态度会增加你的丰盛。

今天和人互动时，告诉对方你有多么感谢他所做的一切。

跟店员、服务生、邮局职员、老板、员工、朋友、家人、陌生人都这么说，让我们帮忙创造一个无论付出或接受都充满感恩的世界！

请说这个肯定句："我愉悦地对生命付出，生命则充满爱地将之归还到我身上。"

第 19 天的镜子练习

1. 早上醒来，睁开眼睛后，先对自己说这些肯定句："床啊，早安，非常感谢你给我的温暖与舒适。亲爱的〔名字〕，这是受到祝福的一天，一切都很好。"

2. 花几分钟躺在床上放松一下，想着你感谢的所有事物。

3. 准备起床时，去浴室的镜子前，甜蜜地、深深地凝视你的双眼，列出你感谢的许多事物，把它们套进肯定句里："我感谢自己的甜美笑容。我感谢自己今天觉得非常健康。我感谢自己今天有班可上。我感谢今天要碰面的朋友。"

4. 今天一整天只要经过镜子，就停下来对你当下感谢的某样事物说一个肯定句。

第 19 天的记录练习

1. 每天都要滋养你的感恩态度——开始写感恩日记吧。写下至少一样让你感谢的事物。写下所有让你感谢的事物。为你感谢的每样事物写一个肯定句，用在镜子练习里。

2. 阅读一些具有启发性、关于感恩的力量的故事。以你自身的经历或你认识的某人的人生为基础，写一个富启发性的感恩故事。

第 19 天的心灵信息：

"我优雅地给予及接受礼物。"

我的存在的中心深处，有一座源源不绝的感恩之井，现在我允许这份感恩充满我的心、我的身体、我的心智、我的意识、我的整个存在。这感恩从我身上往四面八方发散出去，触及我世界里的一切，然后回到我身上，让我又有更多值得感谢的事物。我越是觉得感恩，越能意识到供应源源不绝。

感谢与接受如同强力磁铁，随时都在吸引奇迹到来。赞美则是富足给予的礼物，我学会优雅地接受。如果有人称赞我，我会微笑地说："谢谢你。"

今天是生命给予的神圣礼物。我张开双臂接收世界提供的最大程度的富足，无论白天或晚上，我随时都会让它进入我的人生。

世界以各种可能的方式支持我。我生活在一个充满了爱、丰盛、和谐的世界中，对此我深深感谢。然而，有时候，世界给了我些什么，我却刚好处在无法有任何回馈的状态。我可以想到许多帮过我大忙的人，当时我无以回报，但后来我有能力帮助其他人，这就是生命运作的方式。我放松下来，因为此时此刻的丰盛与感恩而欣喜。

第 19 天的静心：光来了

这个练习需要两个人，所以，邀请一位朋友或家人加入吧。

面对你的伙伴坐着，牵起彼此的手，凝视彼此的眼睛。好好地做一次深呼吸，释放你可能有的任何恐惧。再深呼吸一次，放开你的评断，允许自己单纯和这个人共处。

你在你伙伴身上看到的，是你的映像，反映出你的内在。我们是一体的。我们呼吸着相同的空气，喝着相同的水，吃着地球上的食物；我们拥有相同的渴望和需求，都想要健康，都想要爱人和被爱，都想要过着舒适而平静的生活，都想要富足成功，都想要过着充实的人生。

允许自己带着爱来看你的伙伴，并愿意接收回到你身上的爱，知道你很安全。肯定你的伙伴十分健康；肯定充满爱的关系，这样你的伙伴就随时被充满爱的人包围；肯定富足，如此你的伙伴就能过得安逸。在知道你给出去的都会加倍回到你身上的状态下，肯定你的伙伴一切都顺利。这样做很值得。看见你的伙伴愿意接受这一切。事实就是如此。

第 20 天
教孩子做镜子练习
Teaching Mirror Work to Children

小孩子也会面临生活的压力。

今天，你要学习跟小朋友一起做镜子练习，并看着奇迹发生。

这门课接近尾声了，你做得非常好，我为你的投入鼓掌！做镜子练习的每一天，你都在给自己爱的礼物；做镜子练习的每一天，你都在放下长久以来一直抱持的陈旧负面信念。这些负面信念是从哪里来的？是小时候学到的。我们吸收了别人对我们说的每一句话，听父母或其他大人说我们不好或不对的地方越多，我们越容易相信那些话是真的。

成长过程中，我们经常对彼此说些残忍、伤人的话，彼此看轻。不过，我们为什么会这么做？我们从哪里学到这种行为的？许多人都被父母或老师说过"你很笨"，"你很蠢"，"你好懒"，"你整天惹麻烦"，"你不够好"……听到这些话，我们也许很难堪，但就这么相信了。我们不了解这些信念的伤害有多大，或者，我们的痛苦和羞愧会埋得很深。

回头看看这门课比较困难的地方，那些揭露了你的阻碍性信念的部分。你在进行镜子练习并做记录时，有没有发现那些信念往往源自你童年的伤痛？

学生时期没有人教我，我选择使用的话语会影响我的人生。没人教过我，我的思想具有创造力，真的可以形塑我的命运，或者我说出去的话会回过头来成为我的人生经历。从来没有人教我，我值得被爱，或者我的人生本来就该有好事发生。当然，也没有人教我生命永远支持着我。

现在，我们可以为自己的孩子改变这一切。我们可以为孩子做的最重要的一件事，就是提醒他们这个基本事实：他们非常惹人爱。父母这个角色不是要表现完美，不是要把每件事做对，而是要充满爱、要宽容。

现在的孩子需要面对的问题，比我们在同样年纪时多得多。他们不断被新闻炮轰，告诉他们这个世界现在的状况有多糟糕，然后必须持续做出各种复杂的选择。而孩子面对这些挑战的方式，直接反映出他们对自己真正的看法。孩子越爱自己、越尊重自己，就越容易在人生中做出正确的选择。

对孩子灌输可以让他们改变今日世界的独立观念、力量和知识很重要。但最重要的是，要教他们去爱真正的自己，并让他们知道，无论如何他们已经够好了。

年轻人很尊敬我们，会听从我们说的每一句话。请做个说正面话语和肯定句的杰出榜样，当你开始相信这些话，你的孩子也会。

滋养你生命中的孩子，就像你正学着滋养自己。记住：没人有"完美"的孩子或"完美"的父母。我们一定曾经做出糟糕的选择，那只是学习与成长过程的一部分。重要的是无条件地爱你的孩子，而最重要的，是无条件地爱你自己。然后，看着奇迹出现在你的孩子，以及你自己身上。

请说这个肯定句："我可以成为我想要成为的人。我可以做我想要做的事。生命会全力支持我。"

第 20 天的镜子练习

1. 我希望你去看一段影片，内容是一个可爱的小女孩在说她的肯定句。影片名称叫"杰西卡的每日肯定句"（Jessica's Daily Affirmation），你可以扫描下面这个代码观赏影片，或是直接以影片的英文名称上网搜寻。

2. 和你的小孩或你生活中的任何一个孩子一起看这段影片，甚至和你的内在小孩一起观赏。

3. 请你的孩子像影片里的杰西卡那样每天说自己的肯定句（杰西卡在影片里说的是：看！我可以当一只鲨鱼。我的家很棒，我不管什么都能做好。我喜欢我的学校，我喜欢任何事物，我喜欢我爸爸，我喜欢我的表姐妹，我喜欢我阿姨，我喜欢艾莉森，我喜欢我妈妈，我喜欢我妹妹，我喜欢我的头发，我喜欢我的发型……）。问问孩子他因为什么而快乐，并且要他告诉镜子。

4. 你可以在做自己的镜子练习时邀请你的孩子加入。说一些简单的肯定句，例如："我爱你。我爱你的每一个地方。我很棒！我很美！我的发型超赞！我可以像电视明星一样跳舞！"
每天安排一段时间跟孩子一起做镜子练习，即使只是早上几分钟都可以。

第 20 天的记录练习

1. 准备图画纸、色铅笔、彩色签字笔、蜡笔和胶水,请你的孩子画一面他可以对着说话的魔镜。鼓励孩子尽量装饰这面镜子,例如把漂亮的图片贴在周围、在镜框加上亮片或亮粉、将它涂满丰富的色彩等。

2. 跟孩子轮流对着这面魔镜说一些关于自己的好话。

3. 写下你和孩子说的正面话语,这样你们早上一起做镜子练习时就可以重复这些话。

第 20 天的心灵信息：

"我坦率地和孩子沟通。"

和孩子之间的沟通渠道要保持畅通，这件事至关重要，特别是在他们的青少年时期。孩子经常听到别人对他们说"不要做这个"，"不要做那个"，"不要这样觉得"，"不要这个样子"，"不要那样说"，当他们听到的全是"不要""不要""不要"，就会停止跟你沟通了。

然后，等孩子长大了，父母就会抱怨："我的小孩从来不打电话给我。"他们为什么不打电话给你？因为你们之间的沟通渠道已经被切断了。

当你以坦率开放的态度对待孩子——用"觉得难过没关系""你可以跟我聊聊"之类的正面话语跟他们说话——并且鼓励他们分享自己的感受时，沟通渠道就会恢复。

第 20 天的静心：欢迎孩子到来

把一只手放在心脏上面，闭上眼睛，让自己不只看见内在小孩，也成为那个孩子。请人念下面这段话给你听，想象你正在听父母这么告诉你：

我们很高兴你来了，我们一直在等你。我们好想要你成为我们家的一分子。你对我们来说如此重要，这个家没有你就不一样了。我们爱你，想要抱着你。我们想帮助你成长为你可以成为的任何人，你不需要像我们，可以做你自己。我们爱你的独特性。你是如此美丽、如此聪明、如此充满创造力，我们好高兴有你在这里。谢谢你选择我们家。我们知道你是受到祝福的，而你的到来也是我们蒙受的祝福。我们爱你，我们真的爱你。

让你的小孩为你证明这些话是真的。要知道，你每天都可以对着镜子说出这些话。你可以对自己说所有你希望你父母对你说的话。你的小孩需要感觉到自己是被爱的、是有人要的，给你的小孩这种感觉。

无论你的年纪多大，或是生了多严重的病，或是你的内在小孩有多害怕，他都需要有人要他、有人爱他。持续告诉内在小孩：
"我要你，我爱你。"这对你来说也是事实。宇宙要你在这里，
而这就是为什么你在这里。你一直被爱着，也永远会被爱着。你
从此以后可以过着幸福快乐的生活，事实就是如此。

第 21 天
现在，好好爱自己
Loving Yourself Now

通过镜子练习，你发觉现在这样的你就是完美的，

而爱你自己就可以疗愈所有问题。

亲爱的,恭喜!这是你的"21日镜子练习冒险旅程"的最后一天,距离发现你人生中最大的宝藏——"爱自己"这份礼物——越来越近了。

我知道这不是一趟轻松的旅程,一路上出现了一些阻碍,但你坚持住了,我真为你感到骄傲!

在这趟旅程中,你利用镜子练习来帮助自己检视自我对话、让内在的批判者安静下来、原谅那些伤害过你的人、放下过去的恐惧,并释放了陈旧的信念与负面思考模式。通过这么做,你已然开启了自己内在的藏宝库。

我希望你永远记住,有一样东西可以疗愈所有问题:爱你自己。当你开始一天比一天更爱自己,你的人生就会变好,好到让你惊讶。你会有更美好的感觉,会得到你想要的工作,会拥有你需要的钱;你的人际关系会有所改善,负面的人会消失,新的人会出现。

虽然你已经完成这门课了,但你的镜子练习才刚刚开始。这是你每天要做的功课。在你继续这段旅程时,很有可能会遭遇更多阻碍,甚至有时绕了远路,但你会准备好的。你会有能力让自己站起来,对着镜子提醒自己,你值得被爱。现在这样的你就是完美的，你值得拥有生命中所有的美好事物，你是个吸引奇迹的磁铁。

随身携带镜子，不断提醒镜中那个回望你的美丽人儿，你全心全意地爱他。

请说这个肯定句："当我对自己和我遇到的每个人表达爱时，这份爱会回到我身上！"

我在本书的后记留给你 12 个现在就爱自己的方法。让它们提醒你，你过去三周表现得有多好。然后要记住：我爱你！

第 21 天的镜子玩乐

1. 到镜子前面看着镜中那个回望你的美丽人儿。高举双臂，给自己一个大大的喝彩，恭喜自己终于完成这门课了！说这些肯定句："亲爱的，我爱你，我真的爱你。你做到了！你完成了这门课。我真为你感到骄傲。只要下定决心，你什么都能做到。"

2. 花点时间对你下的功夫表达感谢之意。说这些肯定句："谢谢你坚持住了。谢谢你敞开来学习新事物。我真的爱你。"

3. 承诺让你的镜子玩乐持续下去，说："明天见啰，美女／帅哥。我们会讨论我想要改变的其他地方。我爱你。你值得被爱，你值得拥有最好的一切。"

第 21 天的记录练习

1. 回顾你从镜子练习一开始写下来的东西。浏览你做过的每个练习，为自己下的功夫喝彩。

2. 写下你进步最多的是哪些地方。写下你碰到问题、还需要更努力练习的是哪些部分。

3. 你觉得需要镜子更多引导的是哪些练习？回头重新再做。

4. 现在，去和内在小孩玩吧！

第 21 天的心灵信息：

"我们都是和谐整体的一部分。"

记住，你是人类共同体的一分子，努力要让这个世界变得更好。我们会在这个时间点聚在一起，是因为我们必须从彼此身上学习某样东西。学着爱自己是很安全的，这么做能让我们从这个经历中成长并获益。我们选择携手合作，在我们的关系及人生其他领域中创造和谐。

我们在对的时间说对的话，并随时遵循正确的行动方针。每个人都是和谐整体的一部分。

当我们充满喜悦地携手合作时，会出现一股神圣的融合能量，以让人充分发挥才能和富有成效的方式，支持并鼓励着彼此。我们很健康，我们很快乐，我们充满爱与喜悦，我们尊重并支持自己与他人，并且与自己、与彼此和谐共处。就这样吧，事实就是如此。

第 21 天的静心：一个安全的世界

过去的 21 天里，我们触及许多事。我们谈到负面与正面的事，谈到恐惧与挫折。许多人依然不相信自己能照顾好自己，觉得迷失又孤单。然而，我们已经在自己身上努力一段时间了，也注意到自己的人生正在改变，许多过去的问题已经不再是问题。改变不会在一夜之间发生，但如果我们坚持不懈、始终如一，正面的事情一定会发生。所以，让我们与他人分享自己拥有的能量与爱。要知道，当我们发自内心地给予时，我们也在接收他人发自内心的付出。

让我们敞开心，用爱、支持与关怀接纳每一个人。让我们把这份爱移到街上那些无家可归、无处可去的人身上。让我们与那些愤怒、恐惧或痛苦的人分享自己的爱。让我们把爱传送给那些正要离开这个世界和已经离开的人。

让我们与所有人分享自己的爱，无论他们接受与否。让我们把整个地球放进心里：动物、植物，以及所有的人。那些让我们生气或充满挫折感的人，那些不照我们的意愿做事的人，还有那些行为举止被认为"邪恶"的人——让我们也把他们放进心里，这样一来，他们就会有安全感，然后开始认识真正的自己。

想象和平突然降临在地球上每个角落，并且知道你此刻正在对那份和平贡献心力。为自己有能力提供正面帮助而欣喜。感谢自己是如此美好。要知道，这一切对你而言真实不虚，事实就是如此。

让镜子练习帮助你学会爱自己

亲爱的，我真的很高兴能与你分享镜子练习这个对我而言非常珍贵的方法。我希望你也会找到镜子练习的价值，它是一项能帮助你获得正面成长并照顾自己的工具。

结束之际，我要留给你 12 个现在就爱自己的方法——而且能够一直爱下去。让它们提醒你，你在过去三周学到的东西，并持续支持你创造愉快而充实的人生。

然后，永远记住：我爱你！

露易丝·海

停止所有批评

批评从来改变不了任何事。拒绝再批评自己，如实地接受现在这样的你。每个人都会改变。当你批评自己，你的变化会是负面的；当你认可自己，你的变化就会是正面的。

Stop All Criticism

Criticism never changes a thing. Refuse to criticize yourself. Accept yourself exactly as you are. Everybody changes. When you criticize yourself, your changes are negative. When you approve of yourself, your changes are positive.

原谅自己

放下过去吧，当时你已经尽力而为了。现在，你正在成长与改变，你的人生会有不同的面貌。

Forgive Yourself

Let the past go. You did the best you could at the time, with the understanding, awareness, and knowledge that you had. Now you are growing and changing, and you will live life differently.

3 不要吓自己

别再用自己的臆想吓自己了，这种生活方式很糟糕。找一个能让你感到愉悦的心理意象，马上把可怕的想法转换成愉快的想法。

3 Don't Scare Yourself

Stop terrorizing yourself with your thoughts. It's a dreadful way to live. Find a mental image that gives you pleasure and immediately switch a scary thought to a pleasant thought.

4 要温柔、仁慈、有耐心

对自己温柔一点。对自己仁慈一点。学习新的思考方式时，对自己要有耐心。像对待你真正爱的人一样对待自己。

Be Gentle and Kind and Patient

Be gentle with yourself. Be kind to yourself. Be patient with yourself as you learn new ways of thinking. Treat yourself as you would treat anyone you really love.

5 仁慈地对待自己的心智

自我憎恶就是在憎恨自己的想法。不要因为你有这些想法而憎恨自己，温和地将它们转变成更加肯定生命的想法。

5 Be Kind to Your Mind

Self-hatred is hating your own thoughts. Don't hate yourself for having the thoughts. Gently change the thoughts to more life? affirming ones.

6

赞美自己

批评会瓦解你内在的灵，赞美则能增强它。所以，尽可能称赞自己，告诉自己做得很好，每件小事都处理得非常理想。

Praise Yourself

Criticism breaks down your inner spirit. Praise builds it up. Praise yourself as much as you can. Tell yourself how well you are doing with every little thing.

7 支持自己

我各种方法支持自己。向朋友求助,让他们帮你。有需要时寻求协助,是坚强的人才会做的事。

7

Support Yourself

Find ways to support yourself. Reach out to friends and allow them to help you. It is being strong to ask for help when you need it.

对负面的自己怀抱着爱

承认自己创造出负面事物来满足某项需求。现在，你找到了新的、正面的方法来满足那些需求。

所以，带着爱释放种种陈旧的负面模式吧。

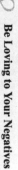

Be Loving to Your Negatives

Acknowledge that you created them to fulfill a need. Now you are finding new, positive ways to fulfill those needs. Lovingly release the old, negative patterns.

9

好好照顾自己的身体

学习营养相关的知识。你的身体需要哪种燃料才能拥有最多能量与活力？学习运动相关知识。你喜欢哪种运动？爱护并尊重你居住其中的这座圣殿。

Take Care of Your Body

Learn about nutrition. What kind of fuel does your body need in order to have optimum energy and vitality? Learn about exercise. What kind of exercise do you enjoy? Cherish and revere the temple you live in.

10

玩得开心！

记起那些小时候让你玩得很开心的事，然后把它们融入你现在的生活。想办法让自己做任何事都觉得很有趣。让自己表达出活着的喜悦，微笑，大笑。你开心，宇宙就会跟着你一起开心！

10

Have Fun!

Remember the things that gave you joy as a child and incorporate them into your life now. Find a way to have fun with everything you do. Let yourself express the joy of living. Smile. Laugh.Rejoice, and the Universe rejoices with you!

现在就开始爱自己

不要等到身体变好，或是减肥成功，或是找到新工作，或是拥有一段新恋情之后才开始爱自己。现在就开始爱自己，而且要尽你所能去爱。

Love Yourself . . . Do It Now

Don't wait until you get well or lose weight or get a new job or find a new relationship. Begin loving yourself now—and do the best you can.

做镜子练习

经常凝视自己的双眼，表达你对自己与日俱增的爱。看着镜子时，原谅自己。看着镜子时，跟父母说话，然后也原谅他们，至少一次。

Do Your Mirror Work

Look into your eyes often. Express the growing sense of love you have for yourself. Forgive yourself while looking into the mirror. Talk to your parents while looking into the mirror. Forgive them, too.

At least once.